30 day habit tracker

Habit: _______________________

____

2

4

1

3

5

7

9

6

8

10

12

14

11

13

15

17

19

16

18

20

22

24

21

23

25

27

29

26

28

30

30 day habit tracker

Habit: _______________________

2 4 1 3 5 7 9 6 8 10 12 14 11 13 15 17 19 16 18 20 22 24 21 23 25 27 29 26 28 30

30 day habit tracker

Habit: _______________________________

____

1 2 3 4 5
6 7 8 9 10
11 12 13 14 15
16 17 18 19 20
21 22 23 24 25
26 27 28 29 30

30 day habit Tracker

Habit: _______________________________

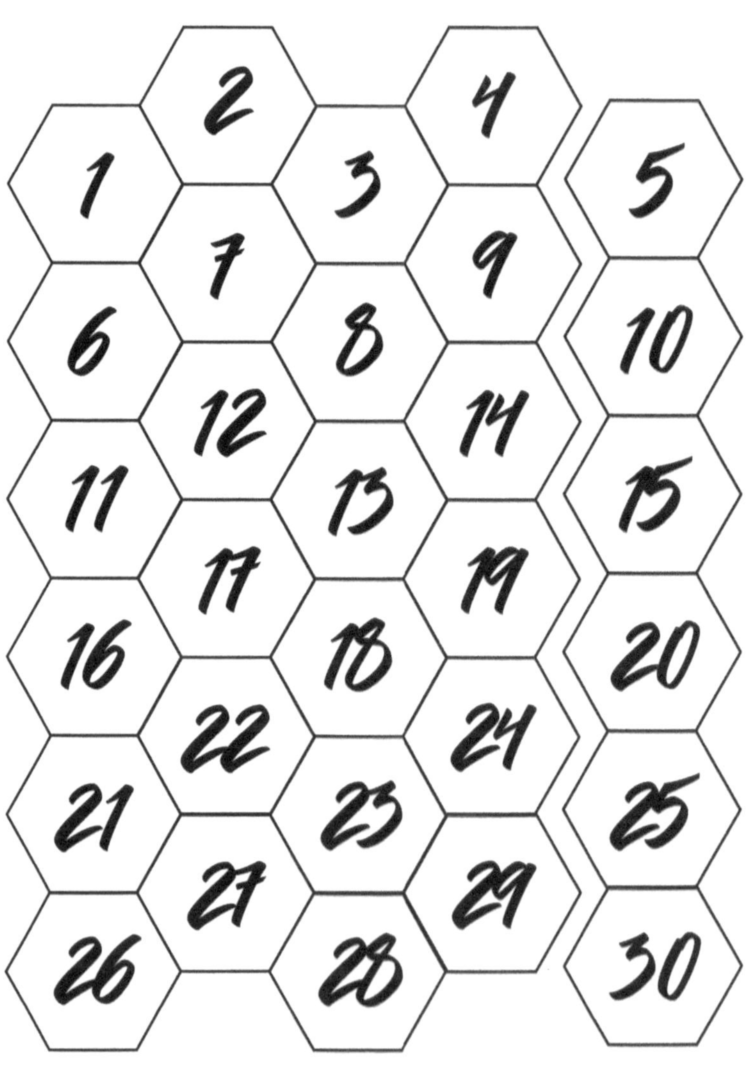

30 day habit tracker

Habit: _______________________________

30 day habit Tracker

Habit: _______________________________________

1 2 3 4 5
6 7 8 9 10
11 12 13 14 15
16 17 18 19 20
21 22 23 24 25
26 27 28 29 30

30 day habit tracker

Habit: _________________________________
____

1 2 3 4 5 6 7 8 9 10 11 12 13 14 15 16 17 18 19 20 21 22 23 24 25 26 27 28 29 30

30 day habit Tracker

Habit: _______________________________

2

4

1

3

5

7

9

6

8

10

12

14

11

13

15

17

19

16

18

20

22

24

21

23

25

27

29

26

28

30

30 day habit tracker

Habit: ______________________

1 2 3 4 5
6 7 8 9 10
11 12 13 14 15
16 17 18 19 20
21 22 23 24 25
26 27 28 29 30

30 day habit tracker

Habit: _______________________________

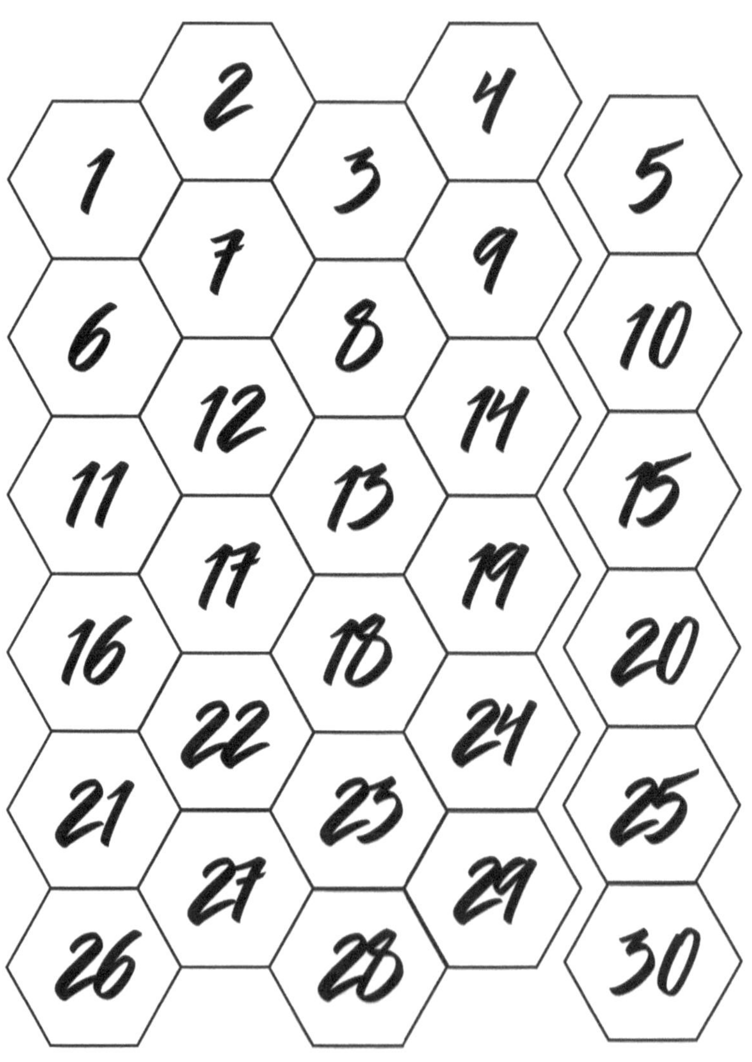

30 day habit Tracker

Habit: ___________________________

2
4
1
3
5
7
9
6
8
10
12
14
11
13
15
17
19
16
18
20
22
24
21
23
25
27
29
26
28
30

30 day habit tracker

Habit: _______________________

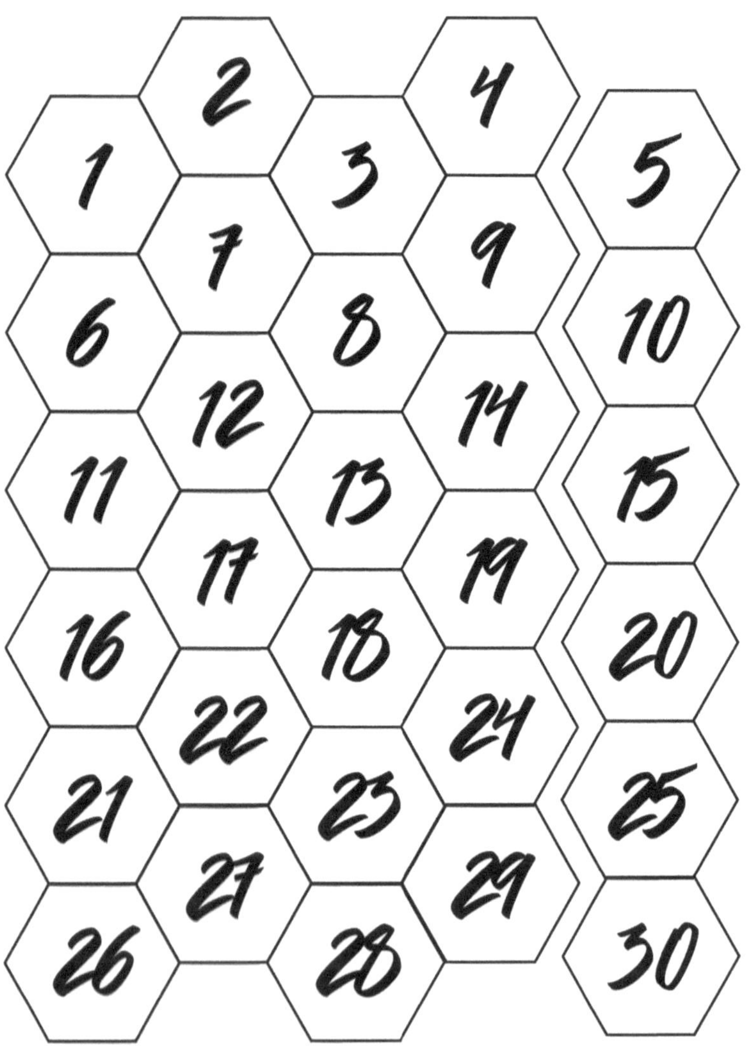

30 day habit tracker

Habit: __________________________________

1 2 3 4 5
6 7 8 9 10
11 12 13 14 15
16 17 18 19 20
21 22 23 24 25
26 27 28 29 30

30 day habit Tracker

Habit: ______________________

2 4
1 3 5
7 9
6 8 10
12 14
11 13 15
17 19
16 18 20
22 24
21 23 25
27 29
26 28 30

30 day habit tracker

Habit: _______________________________
____

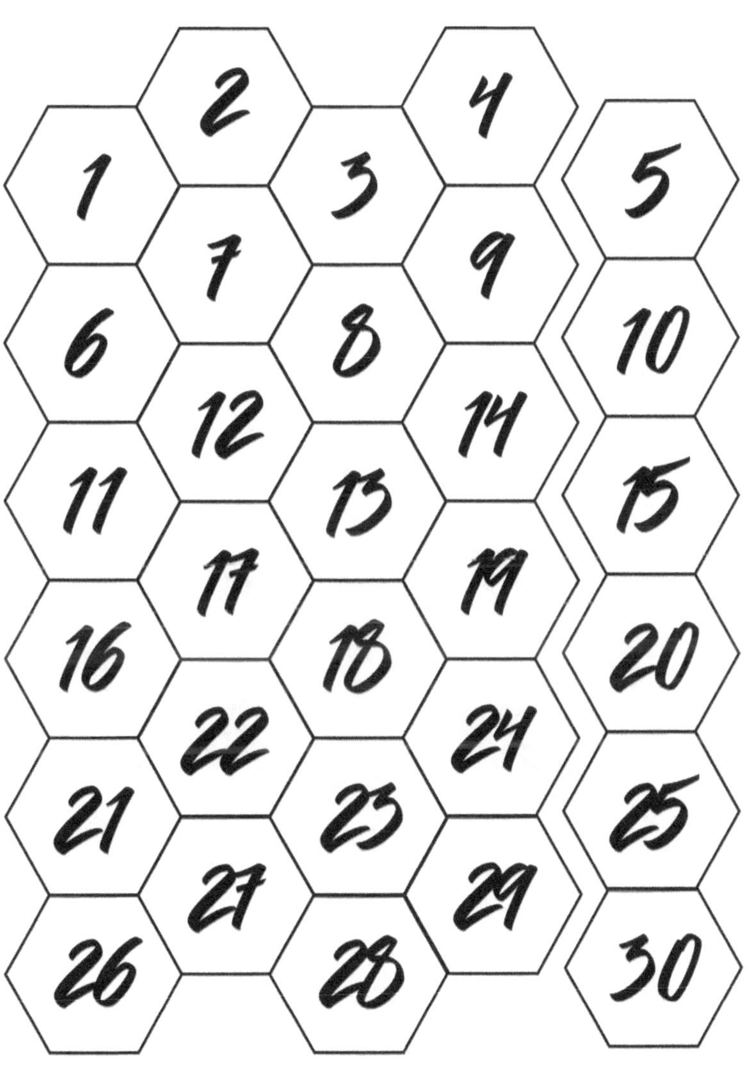

30 day habit Tracker

Habit: ______________________

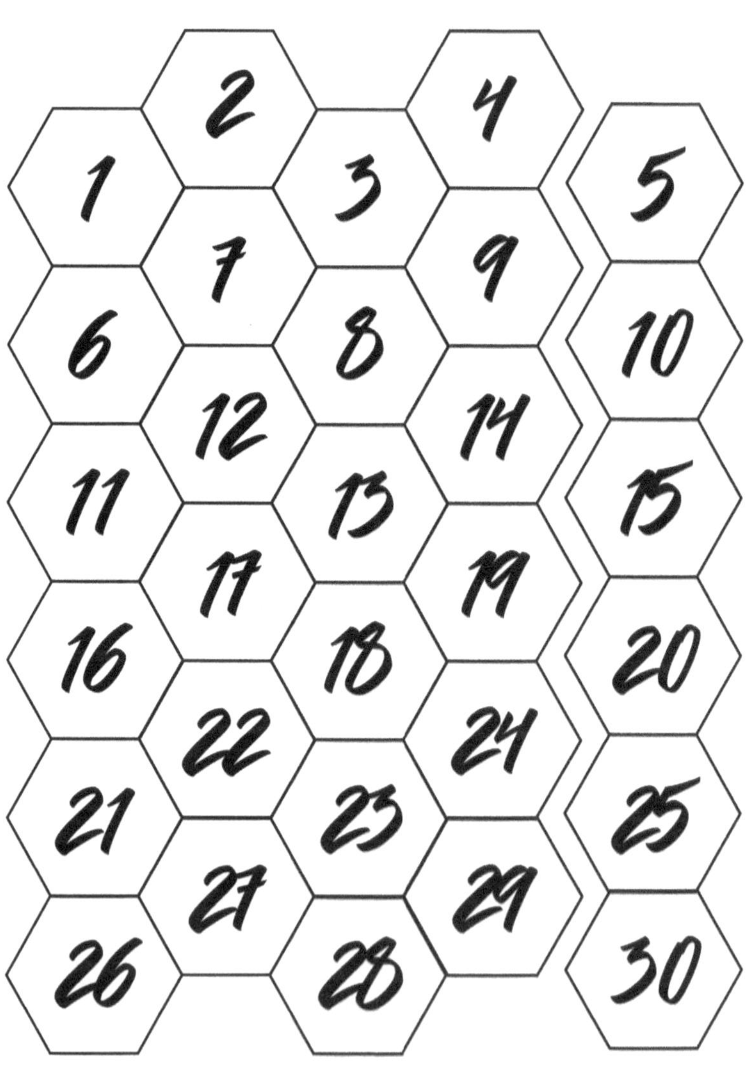

30 day habit tracker

Habit: _______________________

1 2 3 4 5
6 7 8 9 10
11 12 13 14 15
16 17 18 19 20
21 22 23 24 25
26 27 28 29 30

30 day habit tracker

Habit: _______________________________
____

30 day habit tracker

Habit: _______________________________

____

1	2	3	4	5
6	7	8	9	10
11	12	13	14	15
16	17	18	19	20
21	22	23	24	25
26	27	28	29	30

30 day habit Tracker

Habit: _______________________________

____

30 day habit Tracker

Habit: _______________________________

____

1 2 3 4 5 6 7 8 9 10 11 12 13 14 15 16 17 18 19 20 21 22 23 24 25 26 27 28 29 30

30 day habit Tracker

Habit: _______________________________

1
2
3
4
5
6
7
8
9
10
11
12
13
14
15
16
17
18
19
20
21
22
23
24
25
26
27
28
29
30

30 day habit Tracker

Habit: _______________________________

30 day habit Tracker

Habit: _______________________
____

30 day habit tracker

Habit: ___________________________

____

1 2 3 4 5 6 7 8 9 10 11 12 13 14 15 16 17 18 19 20 21 22 23 24 25 26 27 28 29 30

30 day habit Tracker

Habit: _______________________

30 day habit tracker

Habit: _______________________________

1 2 3 4 5
7 9
6 8 10
12 14
11 13 15
17 19
16 18 20
22 24
21 23 25
27 29
26 28 30

30 day habit Tracker

Habit: ___________________________

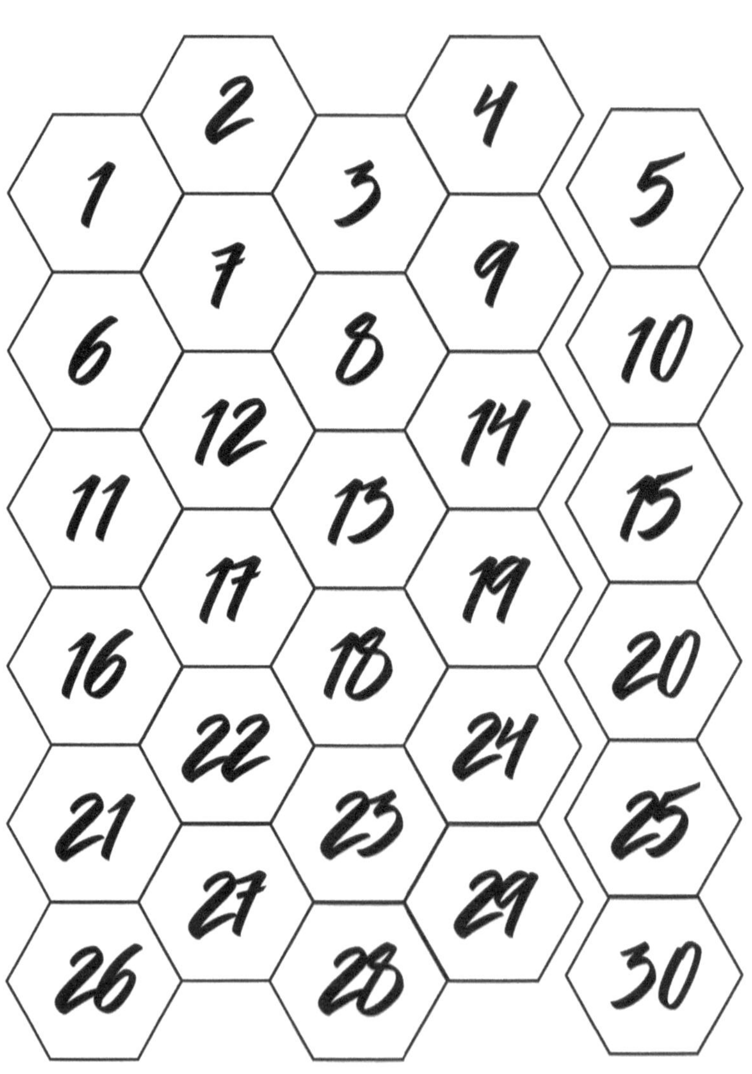

30 day habit tracker

Habit: _______________________________

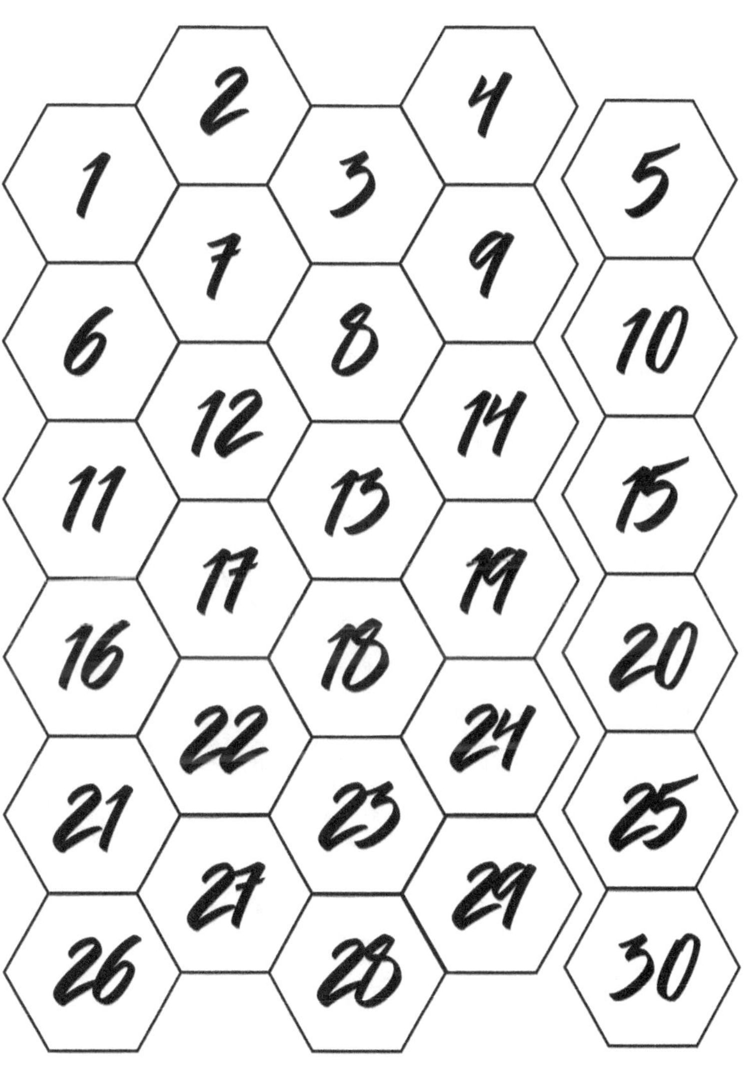

30 day habit Tracker

Habit: _______________________________

1 2 3 4 5 6 7 8 9 10 11 12 13 14 15 16 17 18 19 20 21 22 23 24 25 26 27 28 29 30

30 day habit tracker

Habit: _______________________

1 2 3 4 5
6 7 8 9 10
11 12 13 14 15
16 17 18 19 20
21 22 23 24 25
26 27 28 29 30

30 day habit tracker

Habit: ______________________________
____

30 day habit Tracker

Habit: _______________________

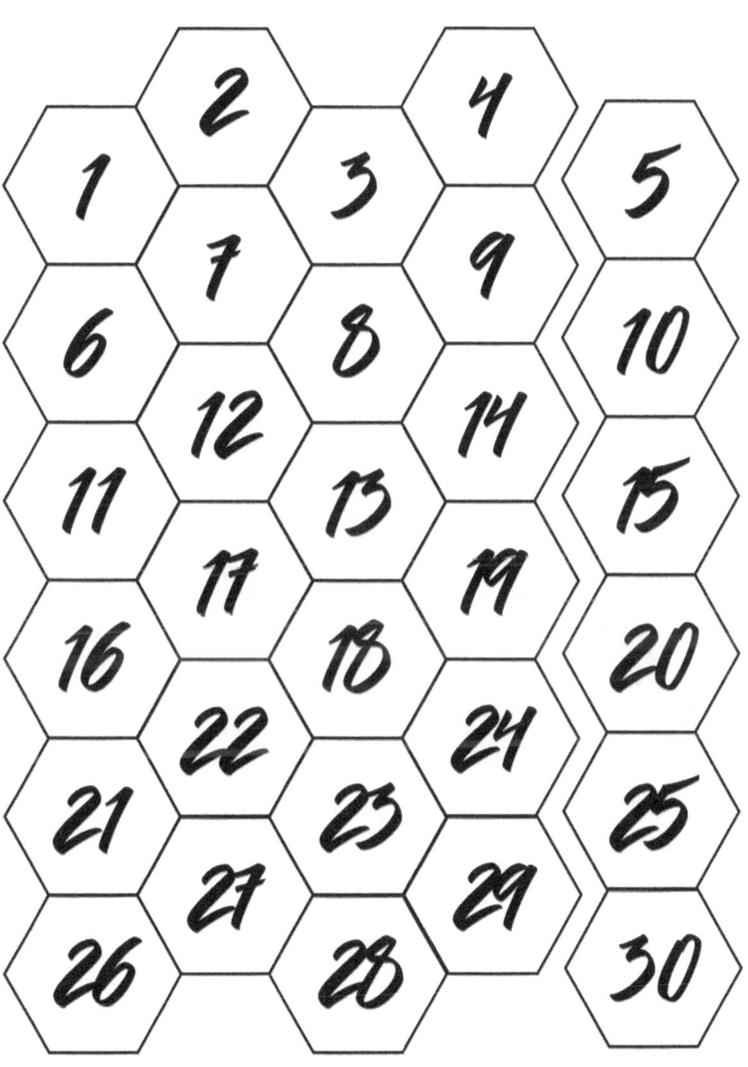

30 day habit Tracker

Habit: ______________________________

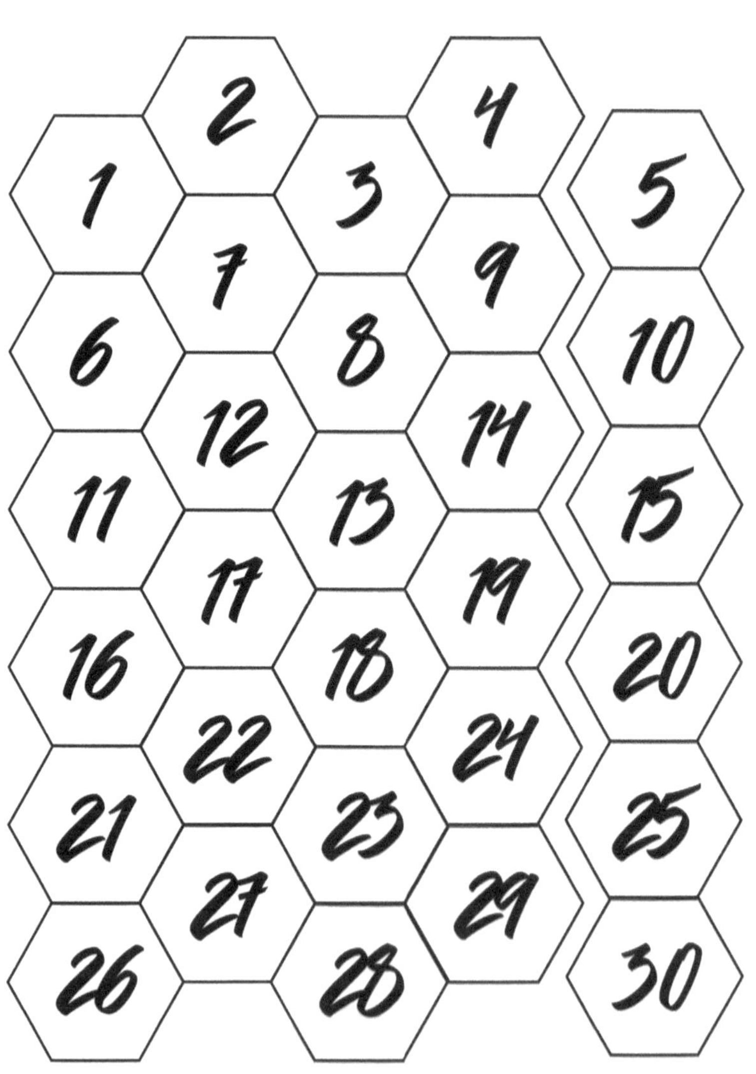

30 day habit tracker

Habit: ______________________________

2
4
1
3
5
7
9
6
8
10
12
14
11
13
15
17
19
16
18
20
22
24
21
23
25
27
29
26
28
30

30 day habit tracker

Habit: ___________________________
____

1 2 3 4 5 6 7 8 9 10 11 12 13 14 15 16 17 18 19 20 21 22 23 24 25 26 27 28 29 30

30 day habit tracker

Habit: ____________________

1 2 3 4 5
6 7 8 9 10
11 12 13 14 15
16 17 18 19 20
21 22 23 24 25
26 27 28 29 30

30 day habit tracker

Habit: _______________________________
____

30 day habit tracker

Habit: _______________________________

1 2 3 4 5 6 7 8 9 10 11 12 13 14 15 16 17 18 19 20 21 22 23 24 25 26 27 28 29 30

30 day habit Tracker

Habit: _______________________

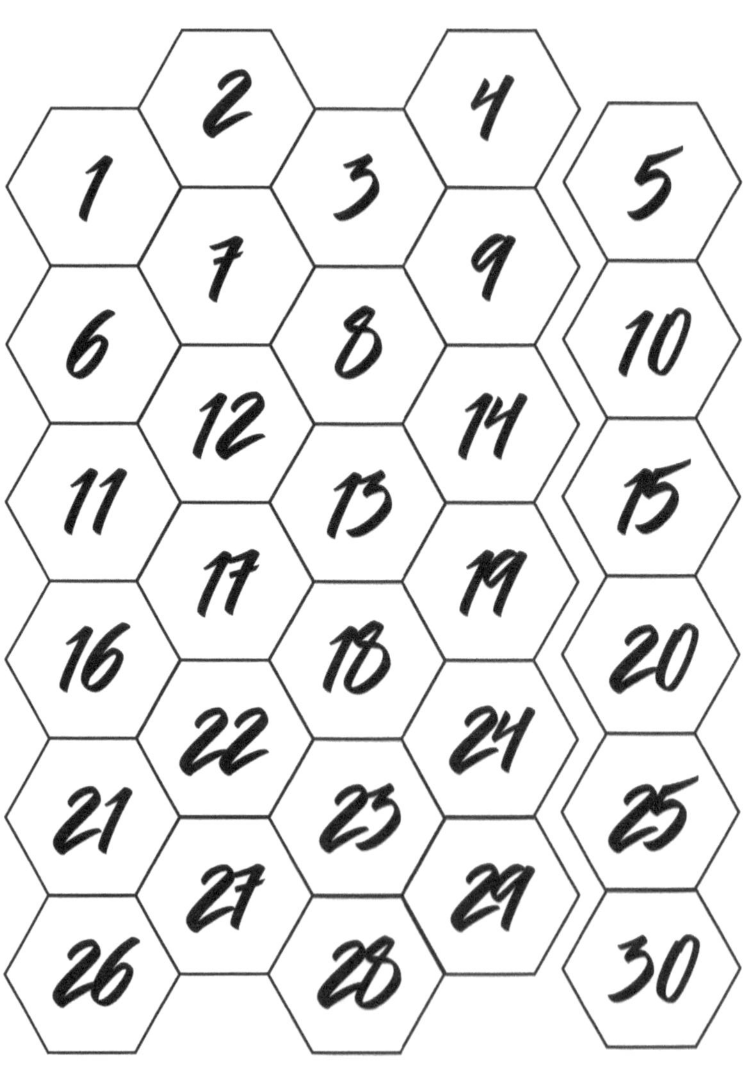

30 day habit tracker

Habit: _______________________________

1 2 3 4 5
6 7 8 9 10
11 12 13 14 15
16 17 18 19 20
21 22 23 24 25
26 27 28 29 30

30 day habit tracker

Habit: ____
____

30 day habit tracker

Habit: _______________________________

1 2 3 4 5 6 7 8 9 10 11 12 13 14 15 16 17 18 19 20 21 22 23 24 25 26 27 28 29 30

30 day habit tracker

Habit: ______________________________

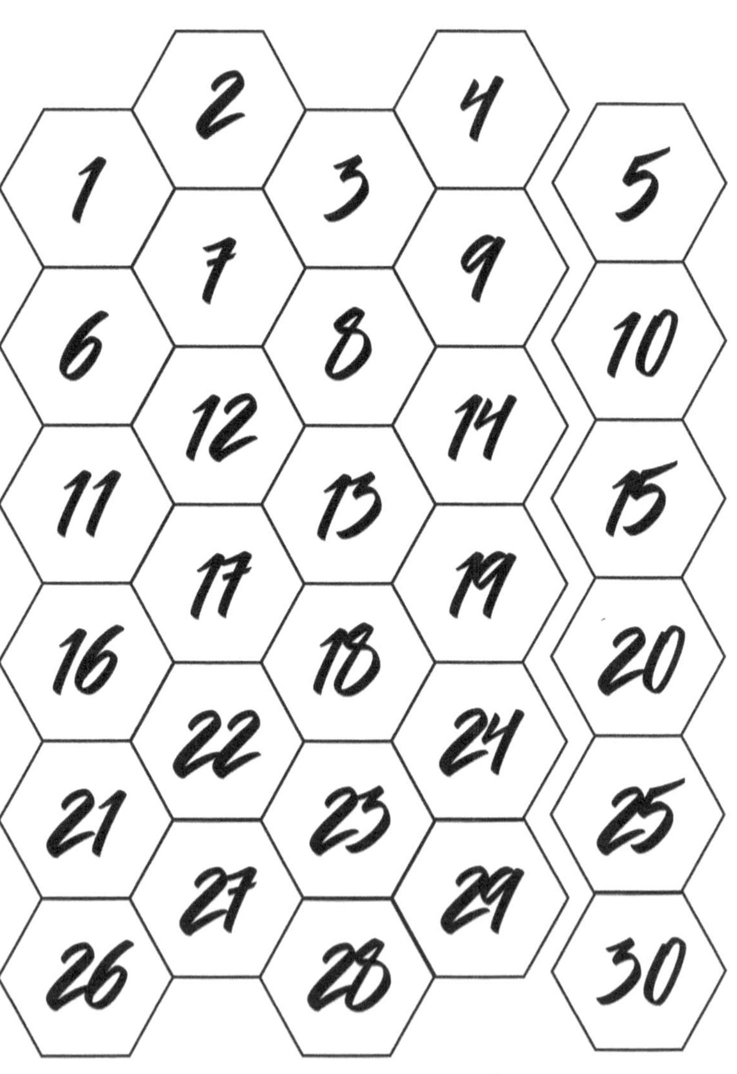

30 day habit tracker

Habit: _______________________

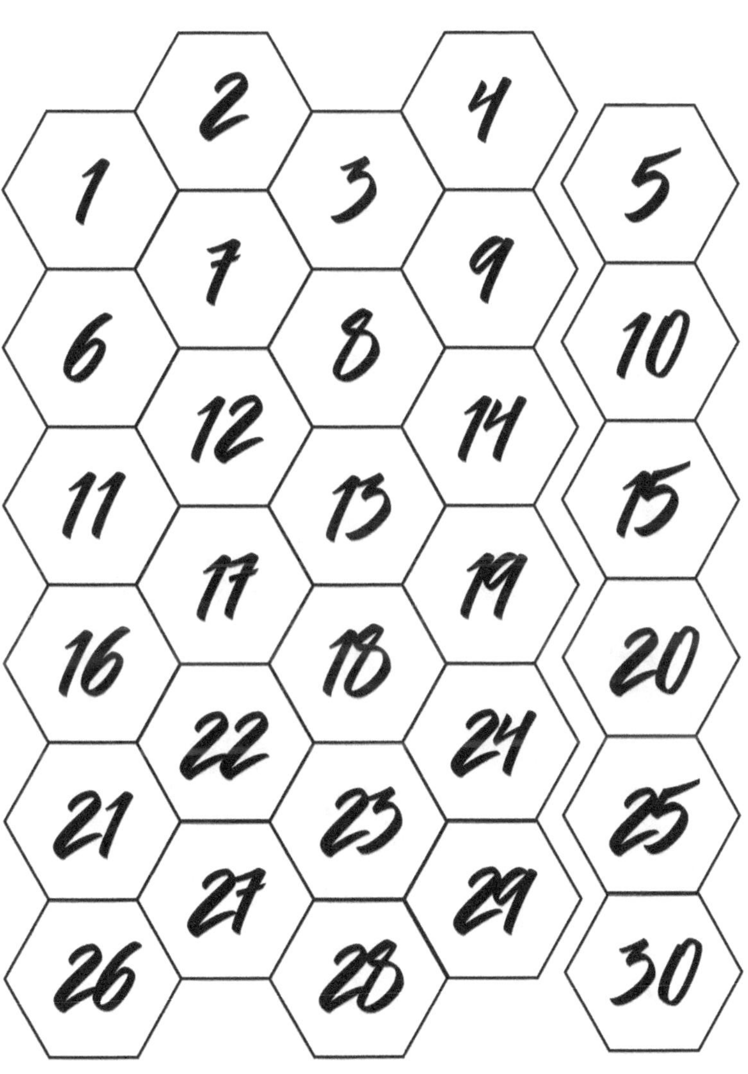

30 day habit tracker

Habit: _______________

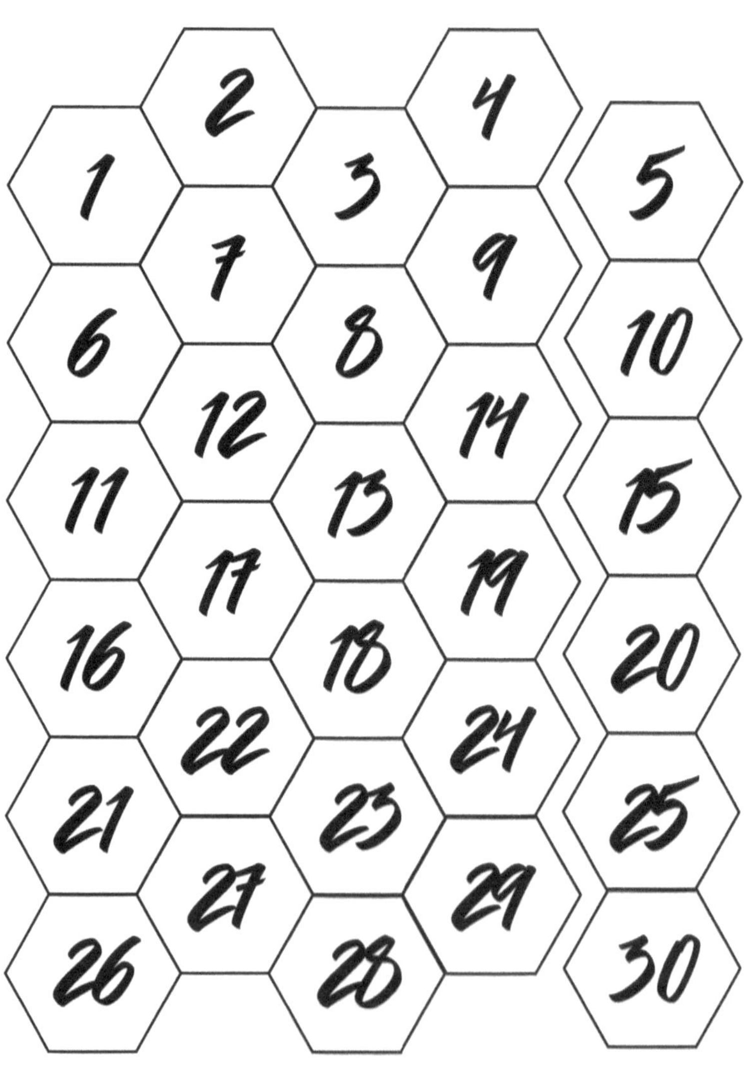

30 day habit tracker

Habit: _______________________________

30 day habit Tracker

Habit: ______________________________

____

2   4
1   3   5
7   9
6   8   10
12   14
11   13   15
17   19
16   18   20
22   24
21   23   25
27   29
26   28   30

30 day habit tracker

Habit: _______________________________

____

30 day habit tracker

Habit: _______________________________

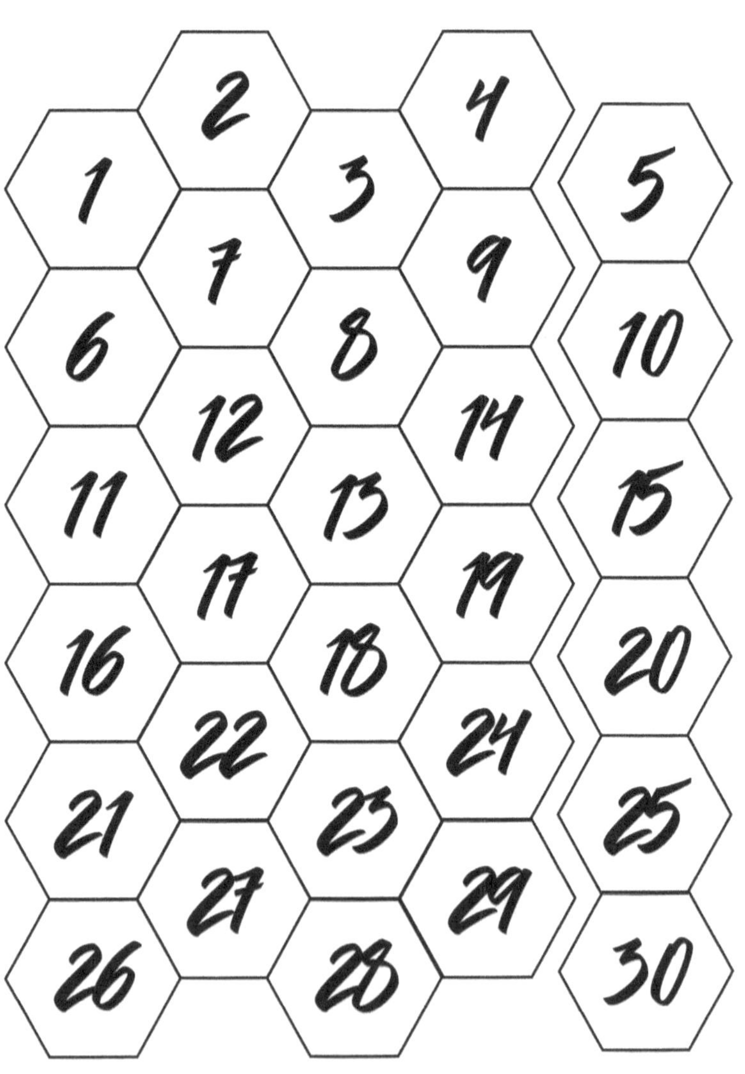

30 day habit tracker

Habit: _______________________________

____

1 2 3 4 5 6 7 8 9 10 11 12 13 14 15 16 17 18 19 20 21 22 23 24 25 26 27 28 29 30

30 day habit tracker

Habit: _______________________

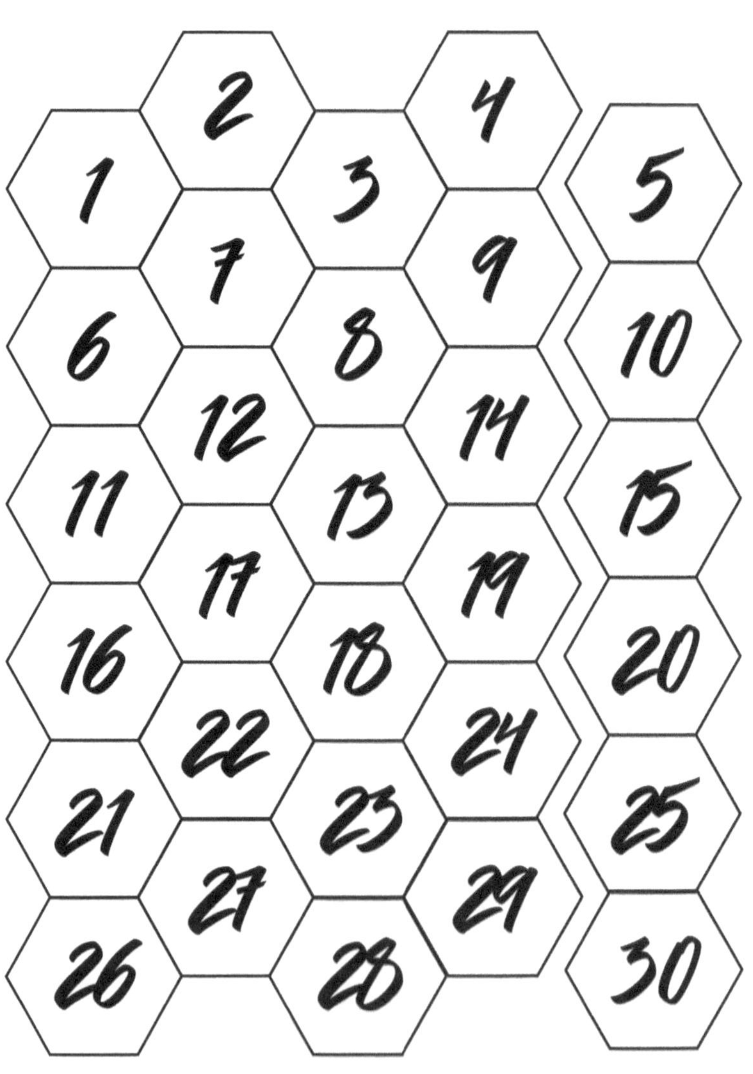

30 day habit tracker

Habit: _______________________________

30 day habit Tracker

Habit: _______________________

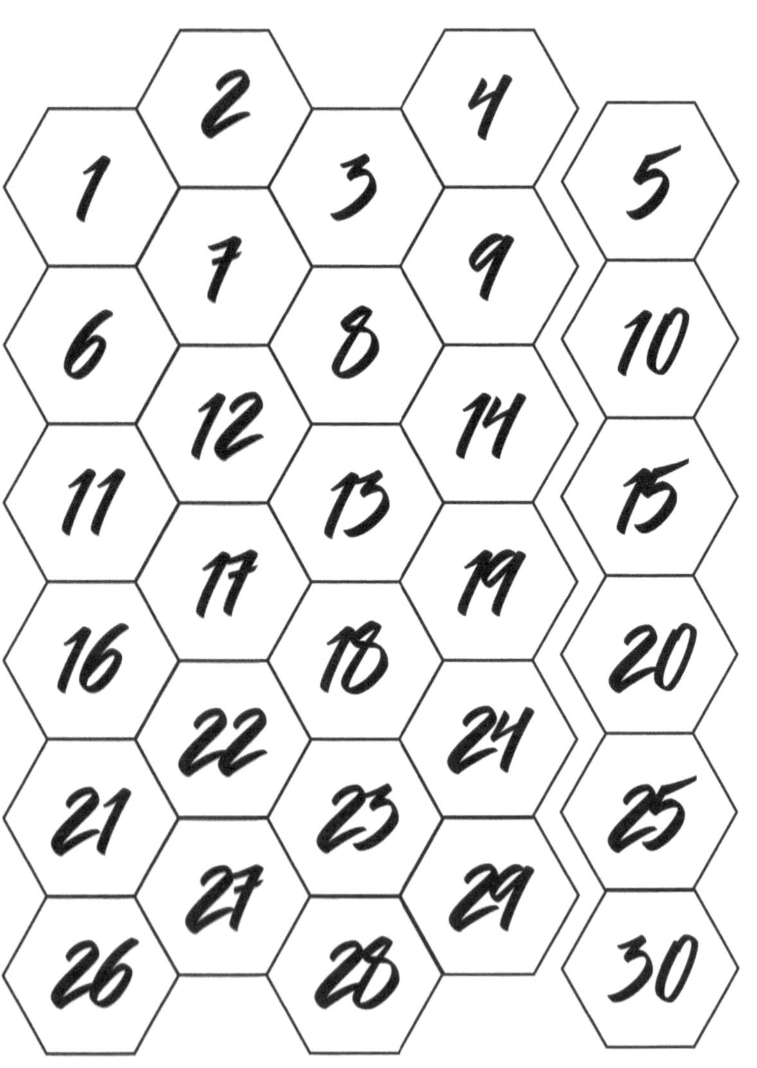

30 day habit tracker

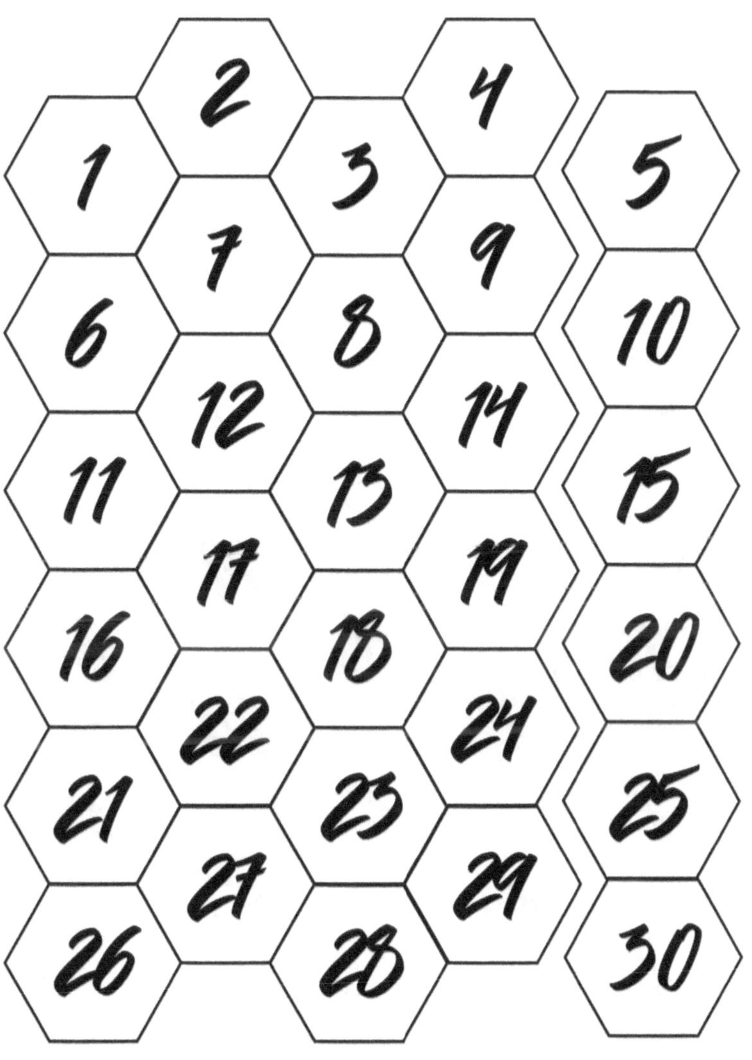

30 day habit tracker

Habit: ___________________________

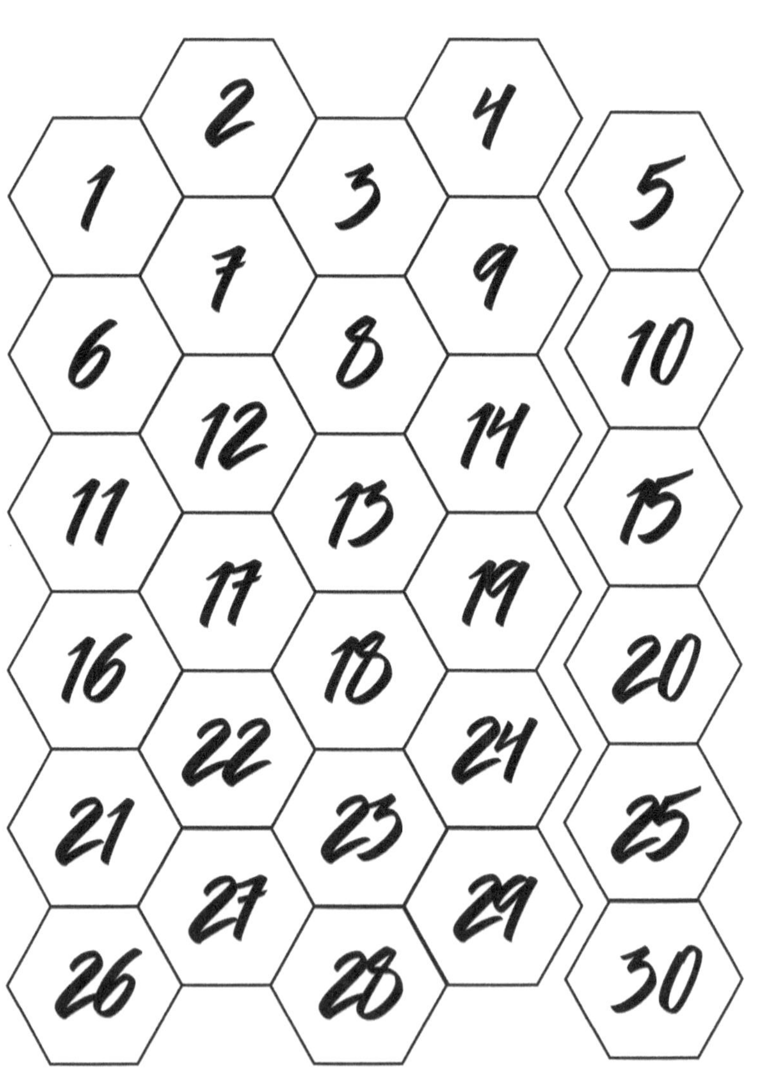

30 day habit tracker

Habit: _______________________________

1 2 3 4 5
6 7 8 9 10
11 12 13 14 15
16 17 18 19 20
21 22 23 24 25
26 27 28 29 30

30 day habit Tracker

Habit: _______________________

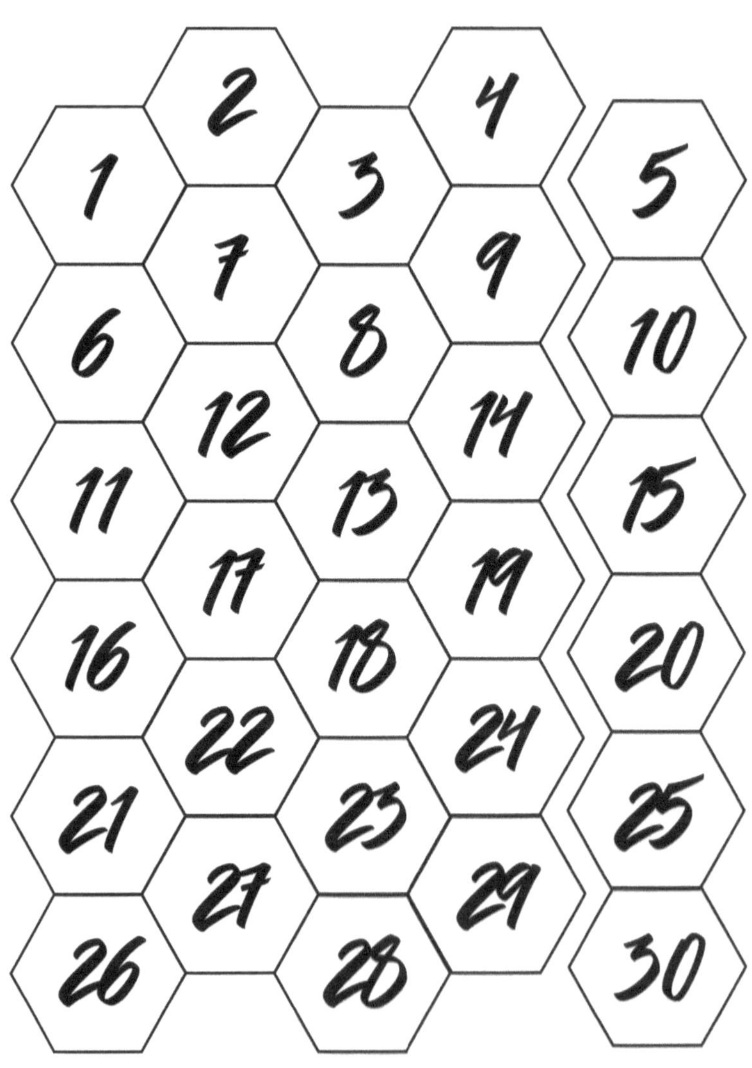

30 day habit tracker

Habit: _______________________________
____

2 4
1 3 5
7 9
6 8 10
12 14
11 13 15
17 19
16 18 20
22 24
21 23 25
27 29
26 28 30

30 day habit tracker

Habit: __________________________________

1 2 3 4 5
7 9
6 8 10
12 14
11 13 15
17 19
16 18 20
22 24
21 23 25
27 29
26 28 30

30 day habit tracker

Habit: _______________________

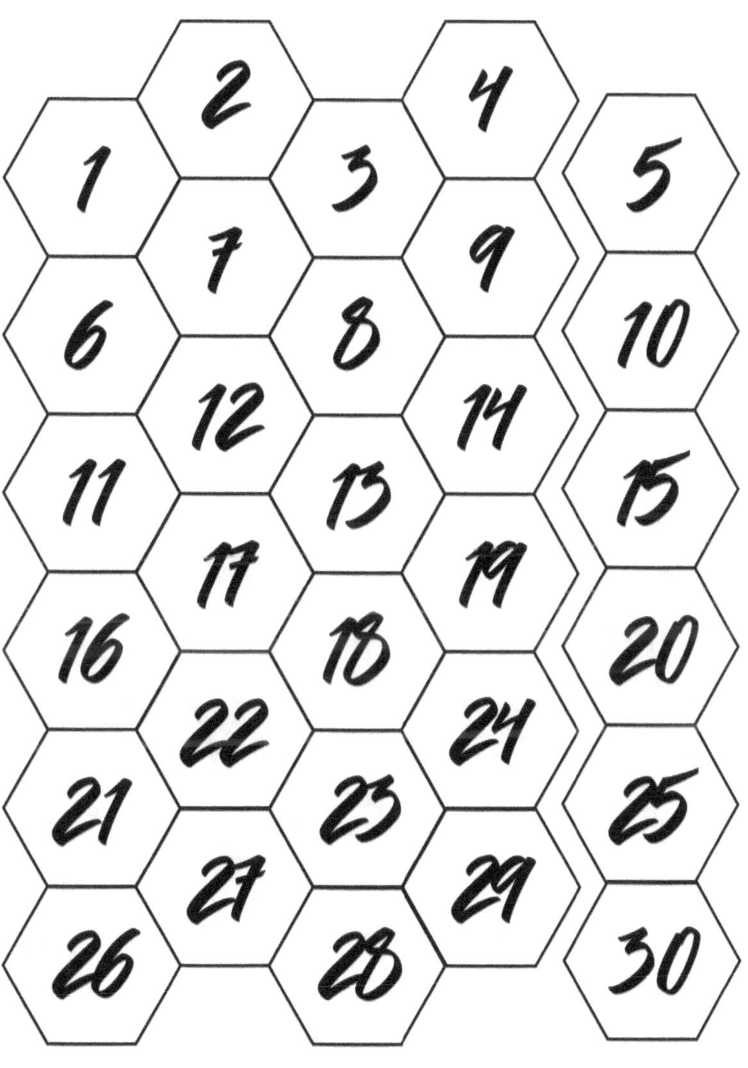

30 day habit Tracker

Habit: _______________________________

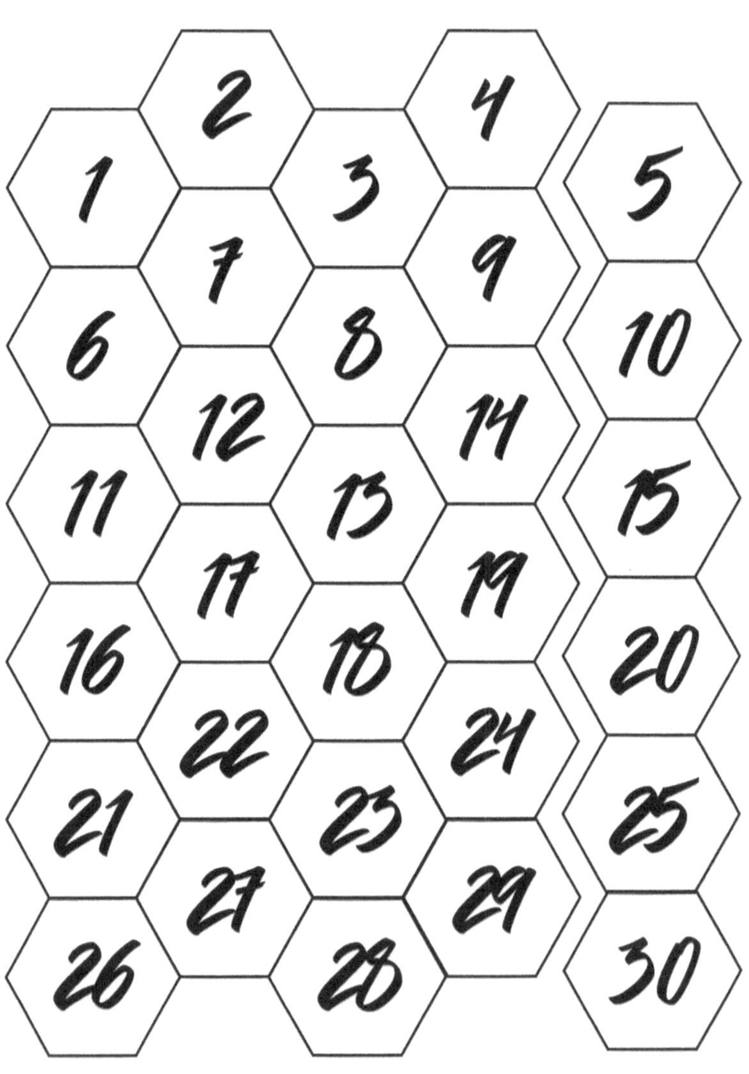

30 day habit tracker

Habit: _______________________________

____

30 day habit tracker

Habit: _______________________________

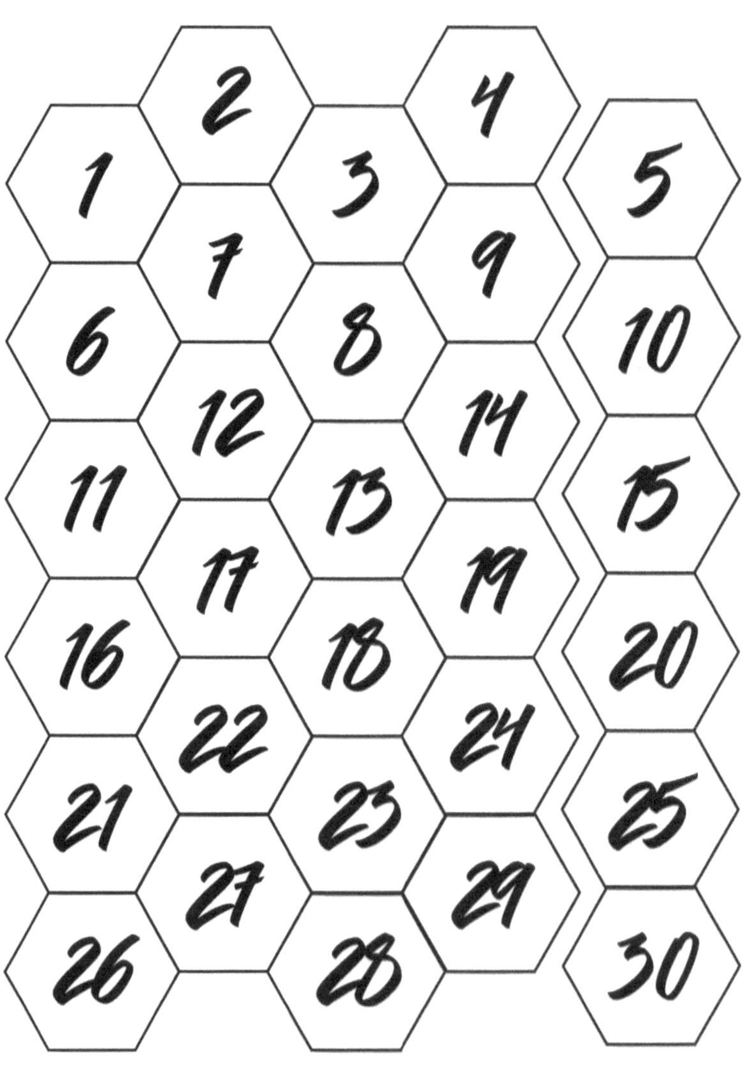

30 day habit Tracker

Habit: ___________________

1
2
3
4
5
7
9
6
8
10
12
14
11
13
15
17
19
16
18
20
22
24
21
23
25
27
29
26
28
30

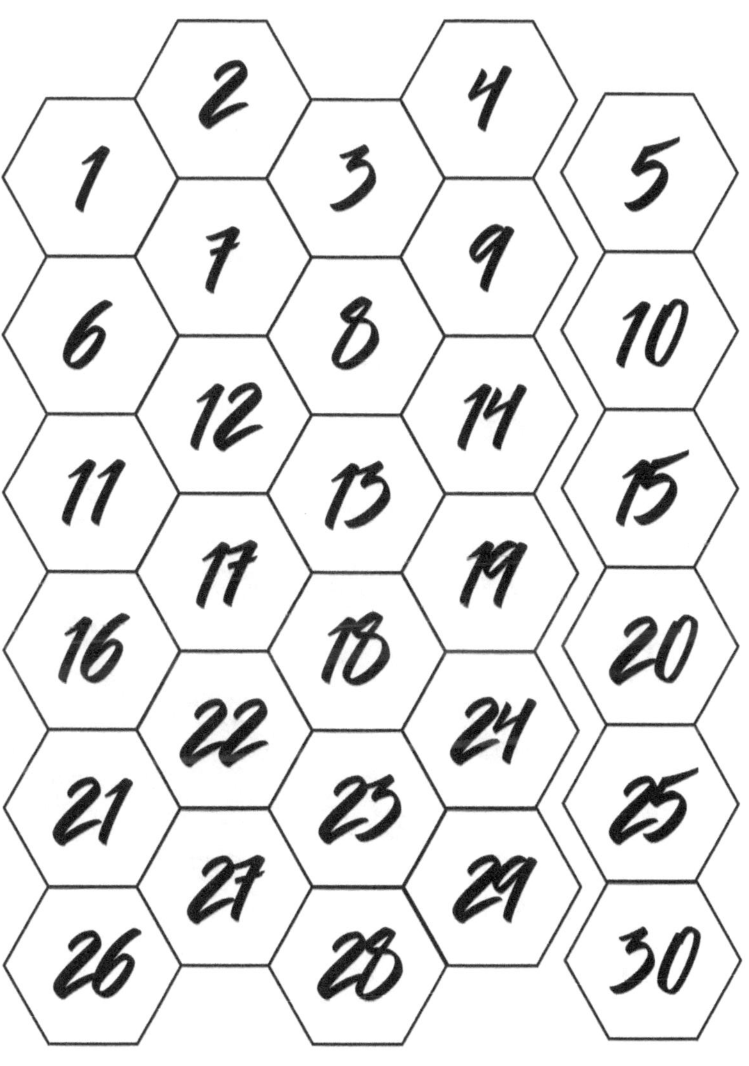

30 day habit Tracker

Habit: _______________________________________

30 day habit tracker

Habit: _______________________

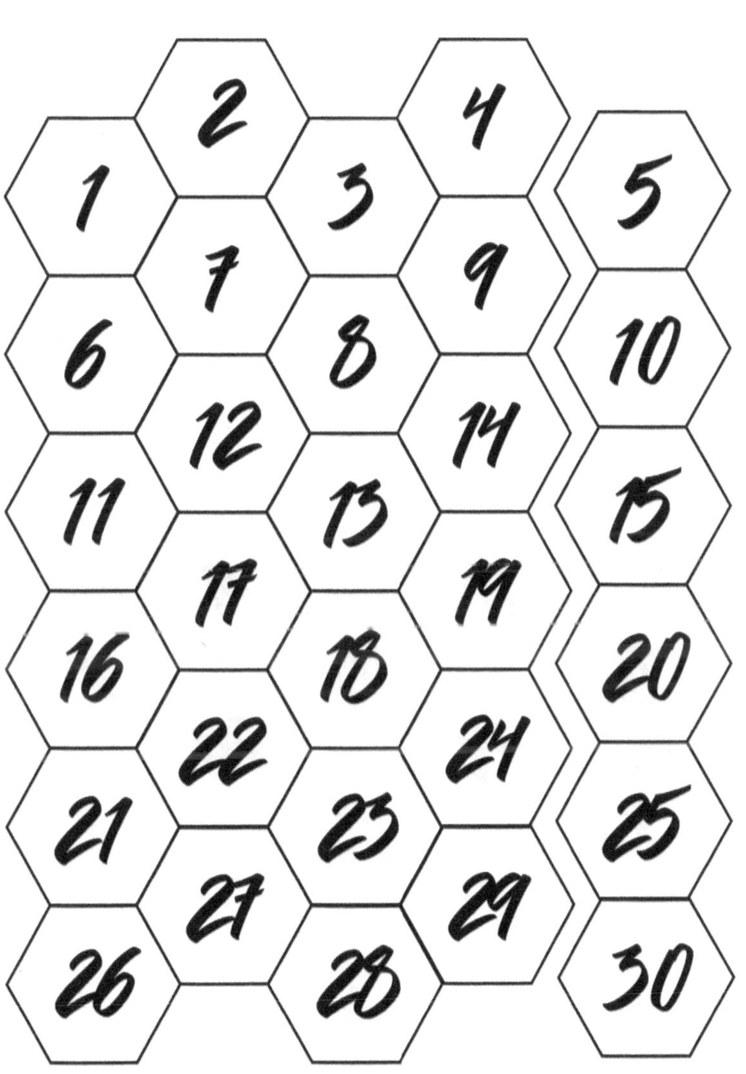

30 day habit Tracker

Habit: _______________________________

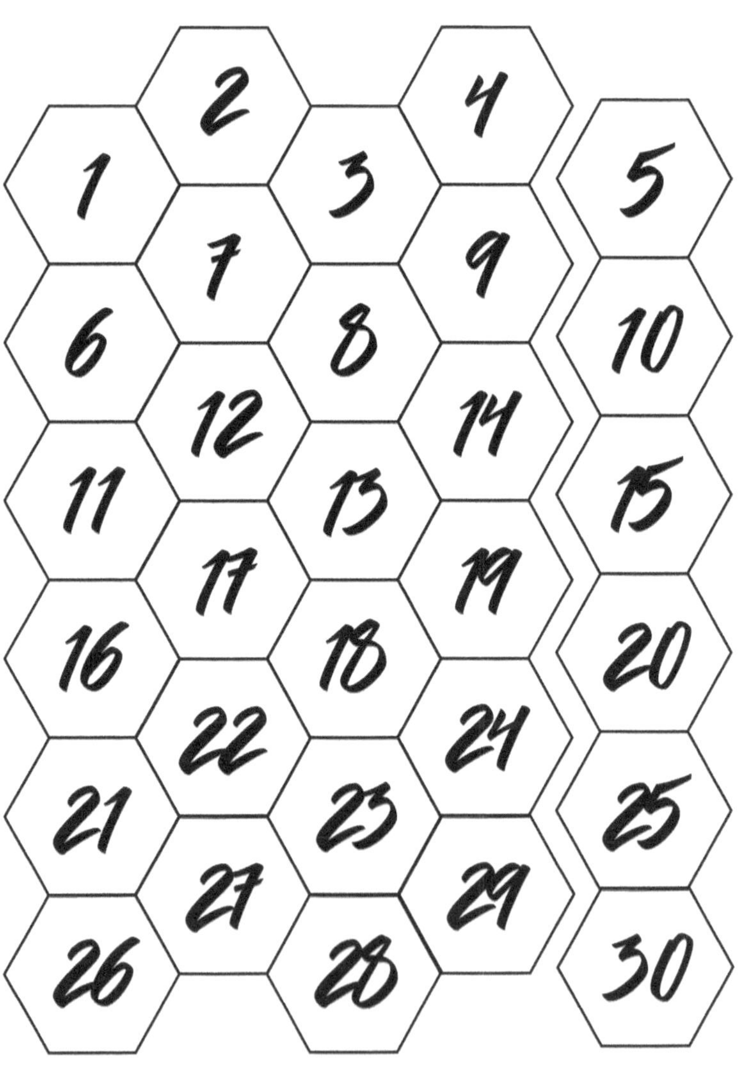

30 day habit Tracker

Habit: ________________________________

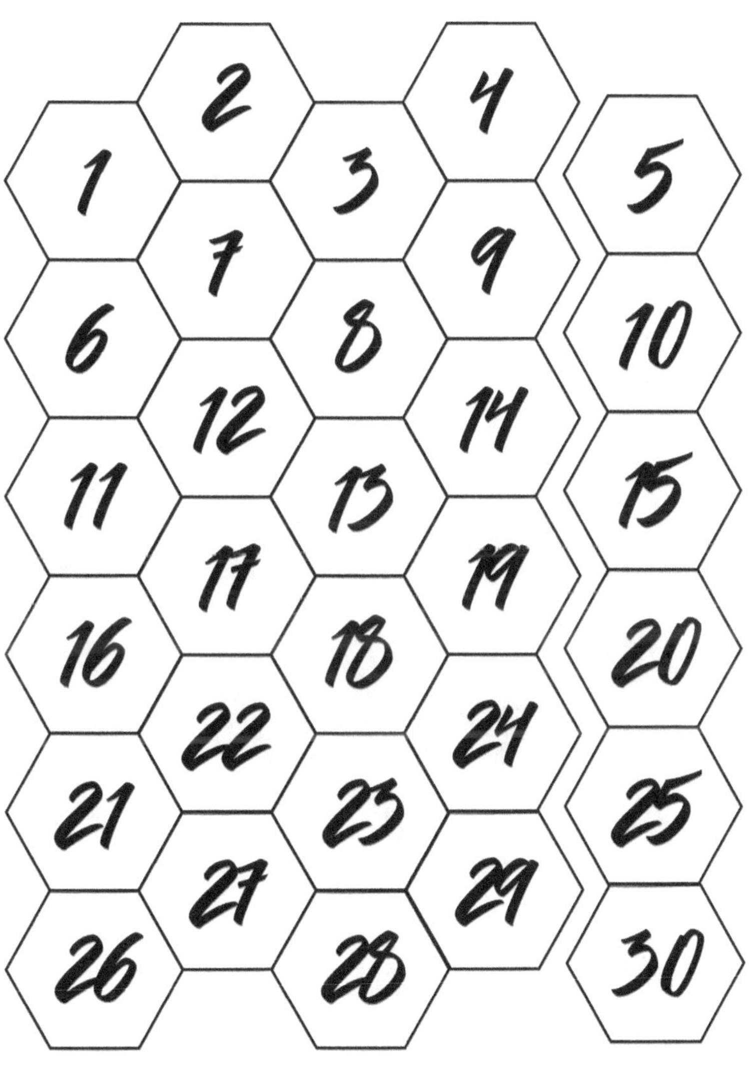

30 day habit tracker

Habit: ___________________

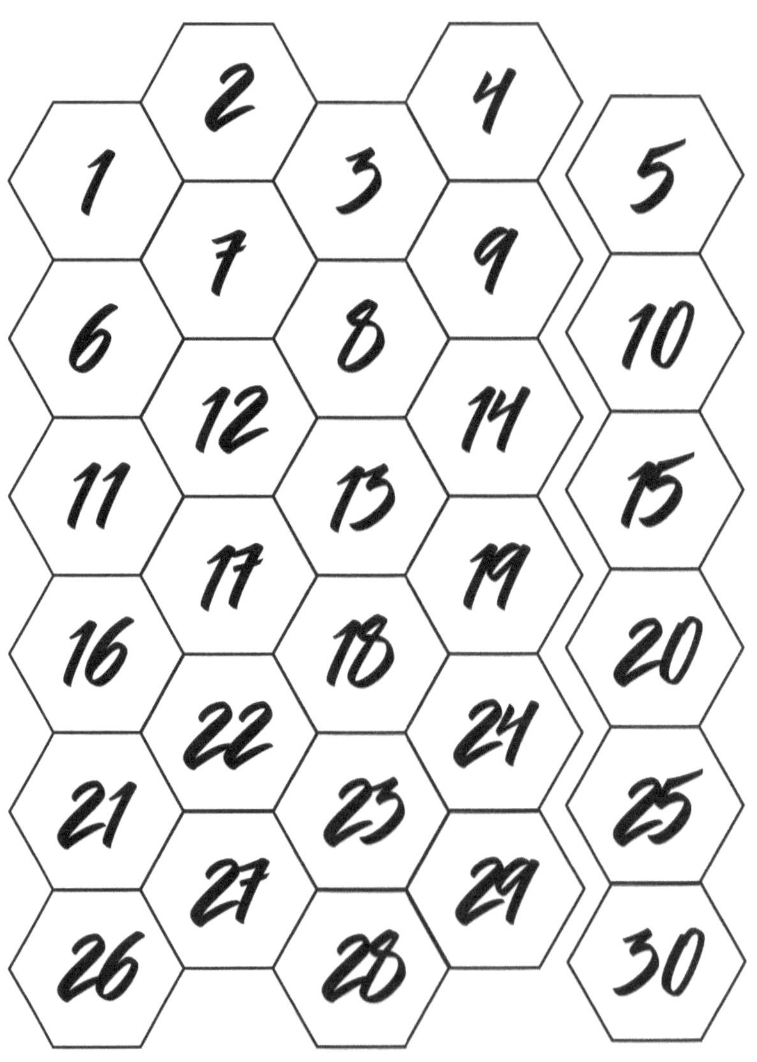

30 day habit tracker

Habit: _______________________

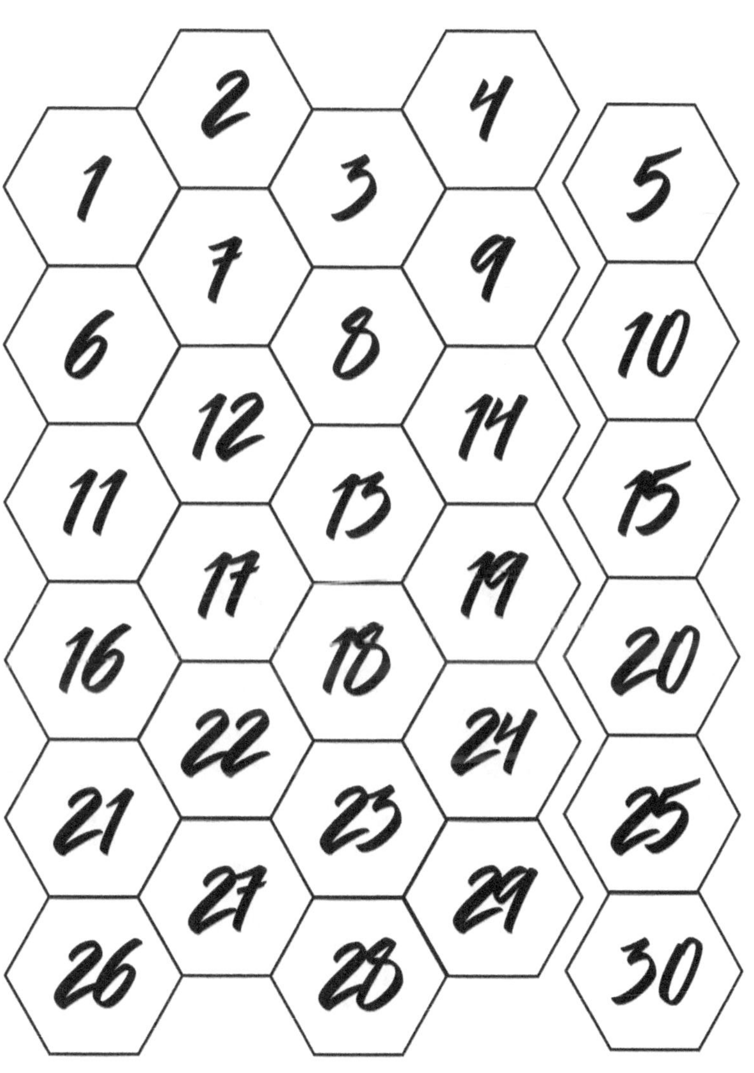

30 day habit tracker

Habit: ___________________________________

____

1 2 3 4 5 6 7 8 9 10 11 12 13 14 15 16 17 18 19 20 21 22 23 24 25 26 27 28 29 30

30 day habit tracker

Habit: _______________________________

____

1 2 3 4 5 7 9 6 8 10 12 14 11 13 15 17 19 16 18 20 22 24 21 23 25 27 29 26 28 30

30 day habit tracker

Habit: _______________________________

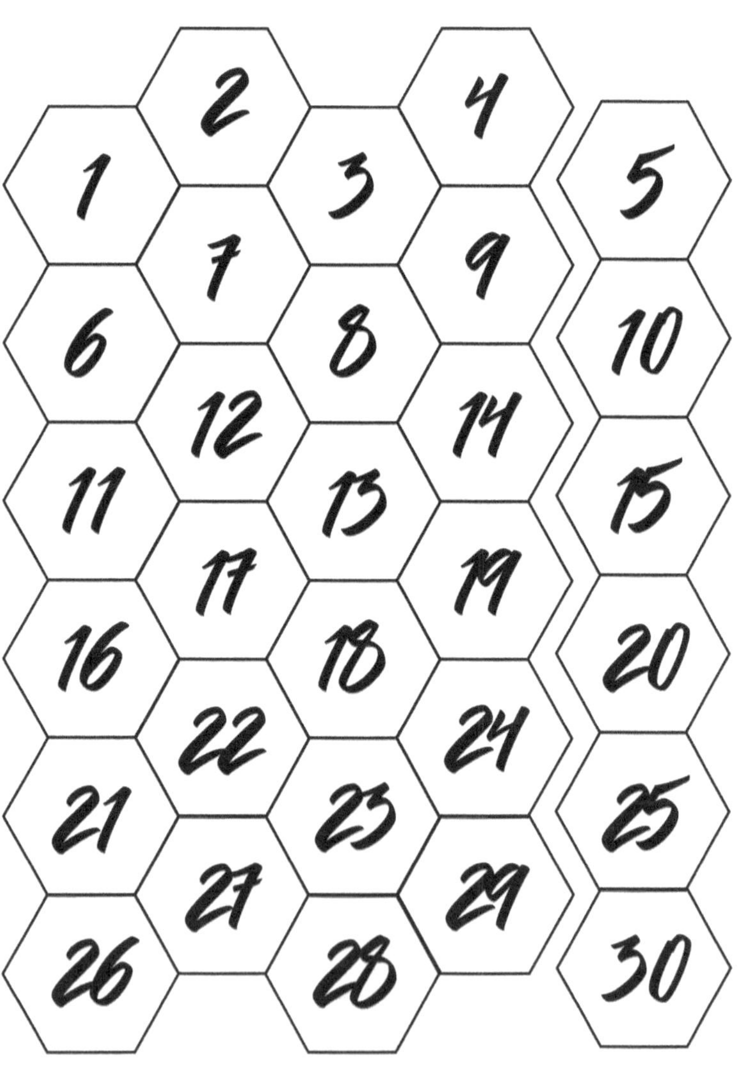

30 day habit tracker

Habit: _______________________

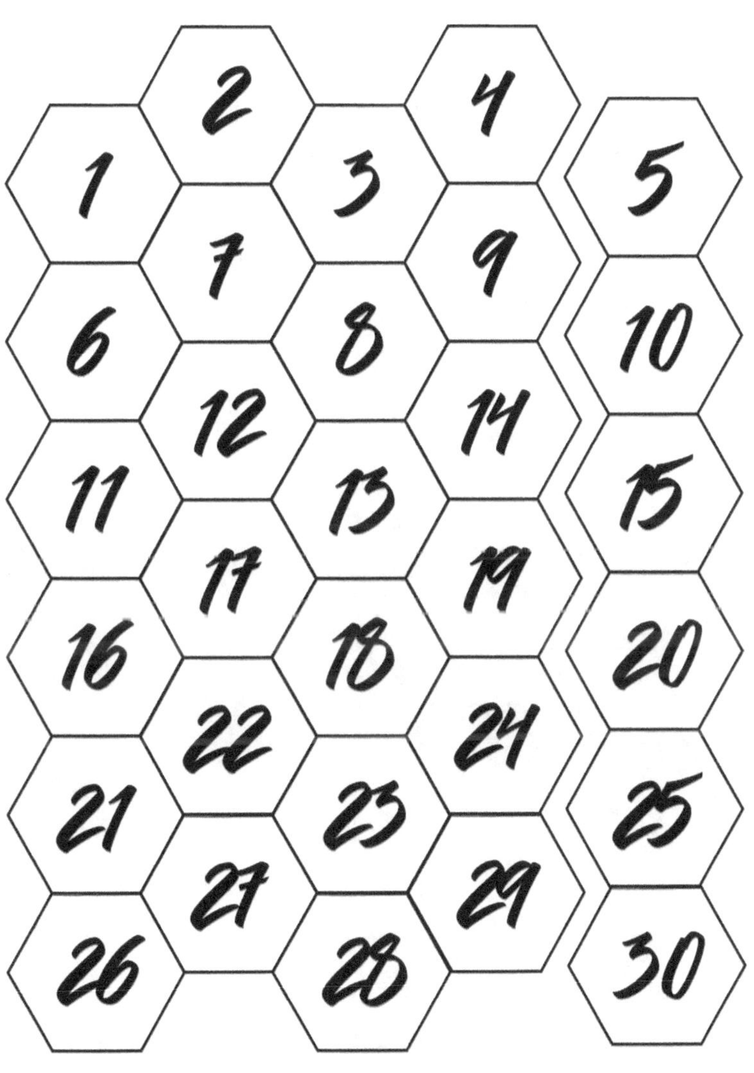

30 day habit Tracker

Habit: ______________________

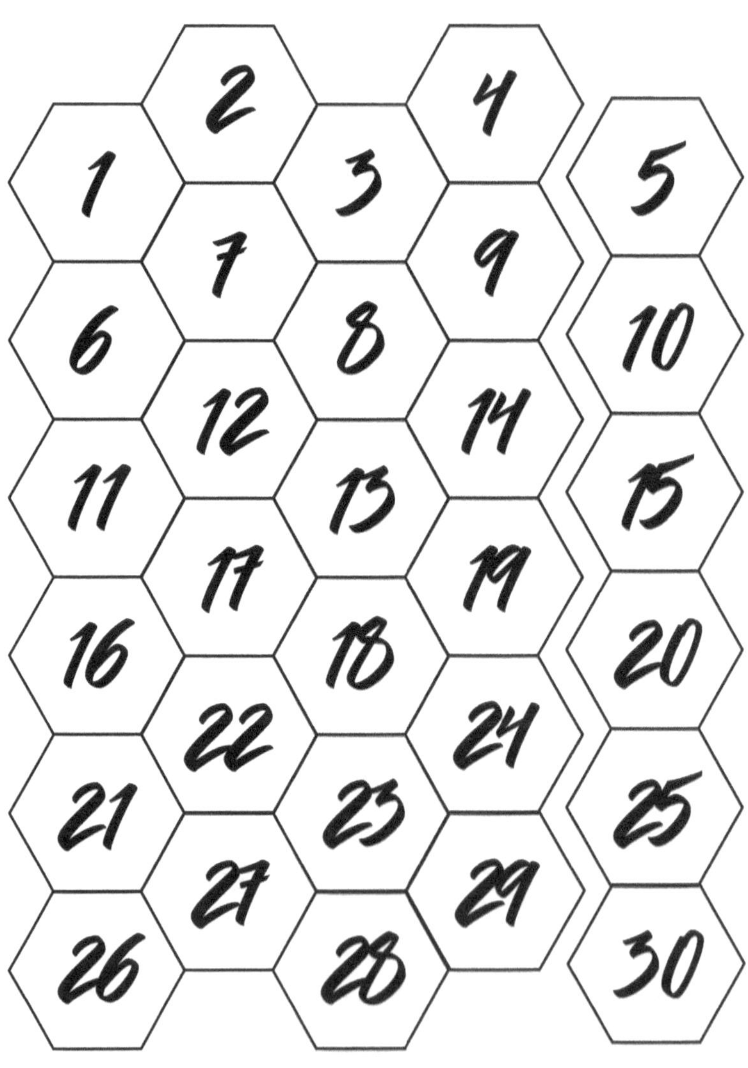

30 day habit tracker

Habit: _______________________

1 2 3 4 5 6 7 8 9 10 11 12 13 14 15 16 17 18 19 20 21 22 23 24 25 26 27 28 29 30

30 day habit tracker

Habit: _______________________________

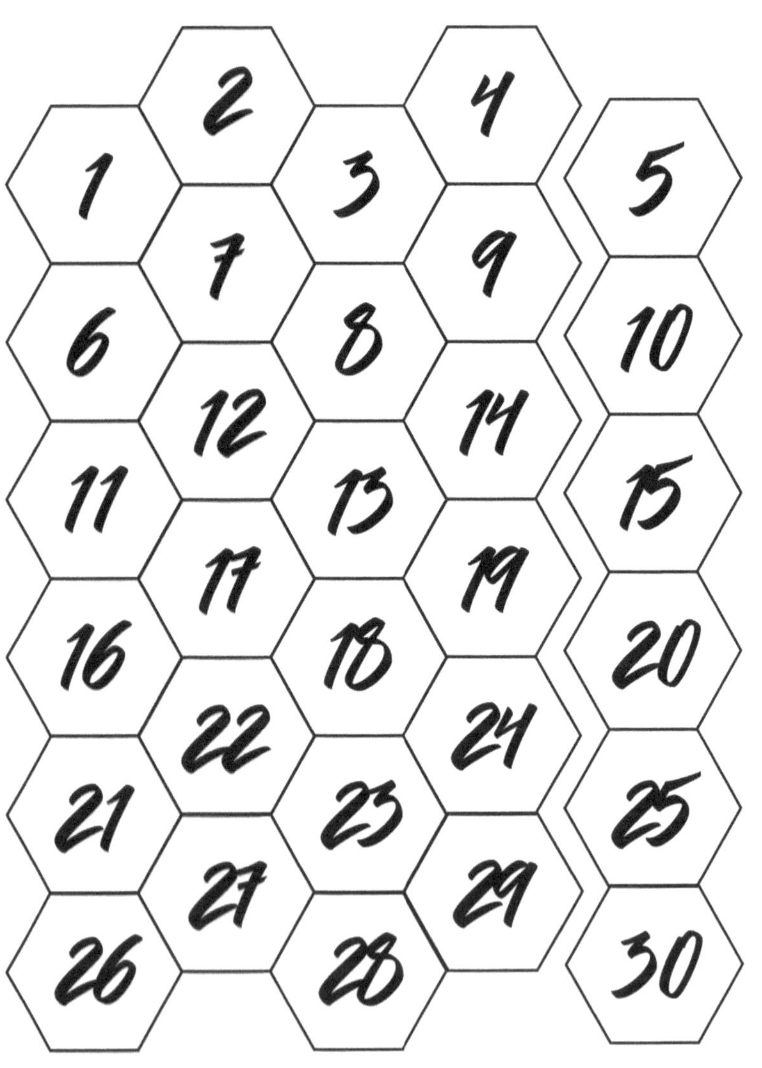

30 day habit tracker

Habit: ___________________________

1 2 3 4 5
6 7 8 9 10
11 12 13 14 15
16 17 18 19 20
21 22 23 24 25
26 27 28 29 30

30 day habit tracker

Habit: _______________________

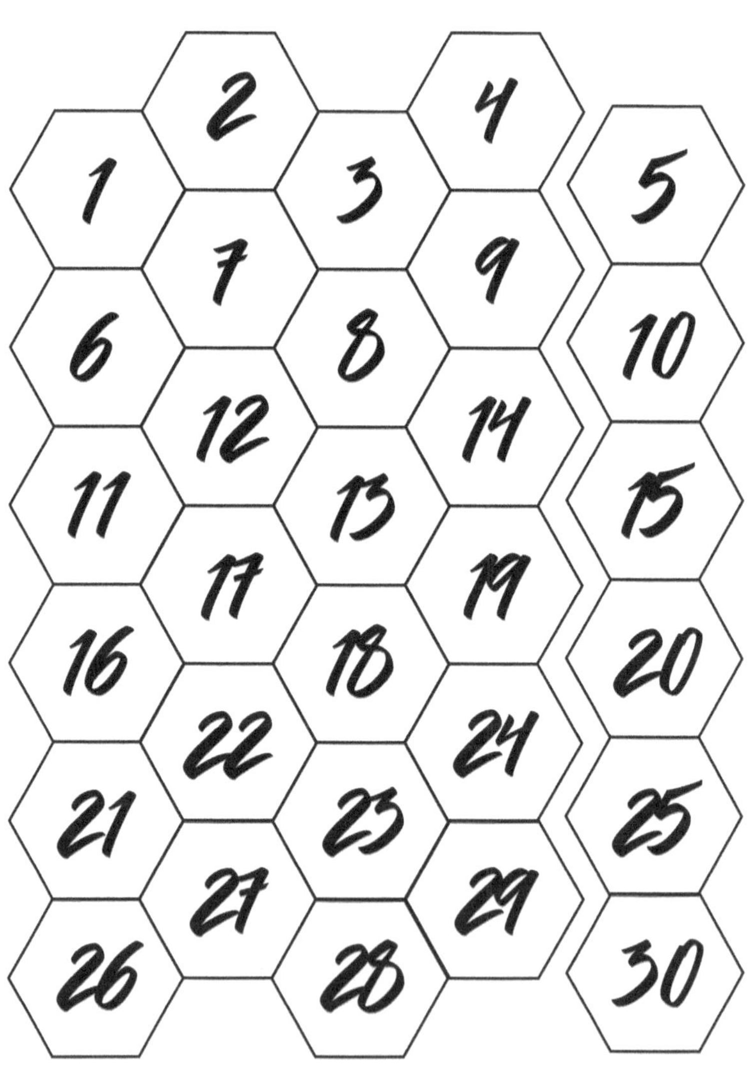

30 day habit tracker

Habit: _______________________________
____

2 4
1 3 5
7 9
6 8 10
12 14
11 13 15
17 19
16 18 20
22 24
21 23 25
27 29
26 28 30

30 day habit Tracker

Habit: _______________________________

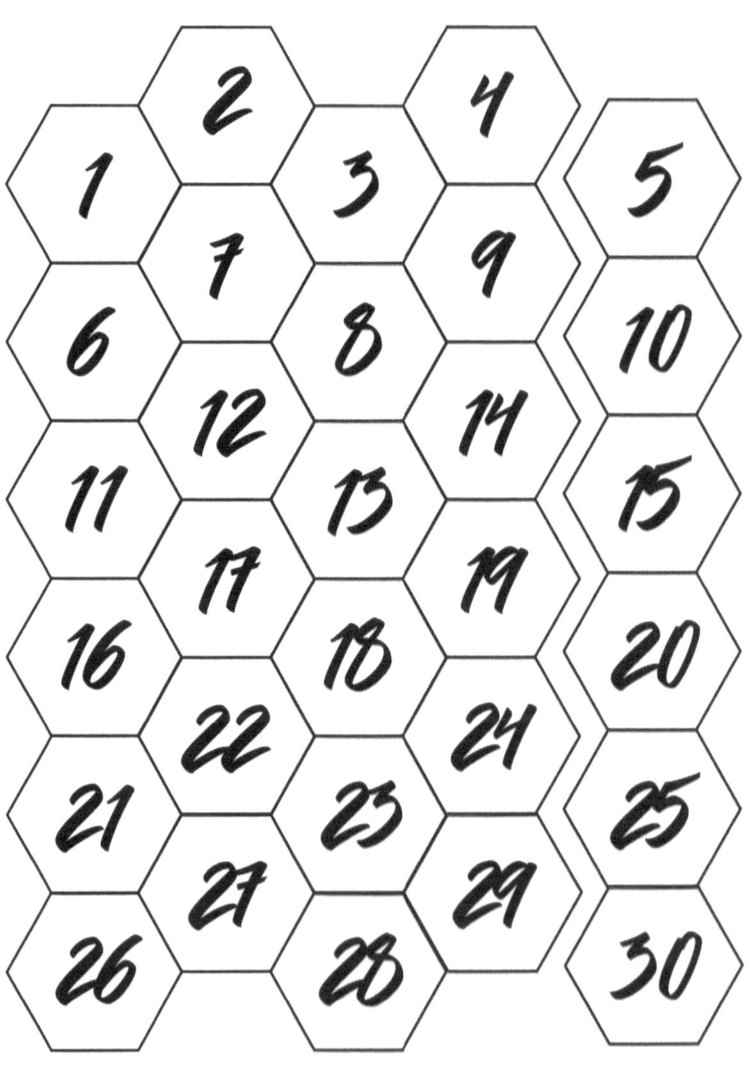

30 day habit tracker

Habit: _______________________________________

30 day habit tracker

Habit: ____________________
____

1 2 3 4 5 6 7 8 9 10 11 12 13 14 15 16 17 18 19 20 21 22 23 24 25 26 27 28 29 30

30 day habit Tracker

Habit: ____

1 2 3 4 5
6 7 8 9 10
11 12 13 14 15
16 17 18 19 20
21 22 23 24 25
26 27 28 29 30

30 day habit Tracker

Habit: _______________________________

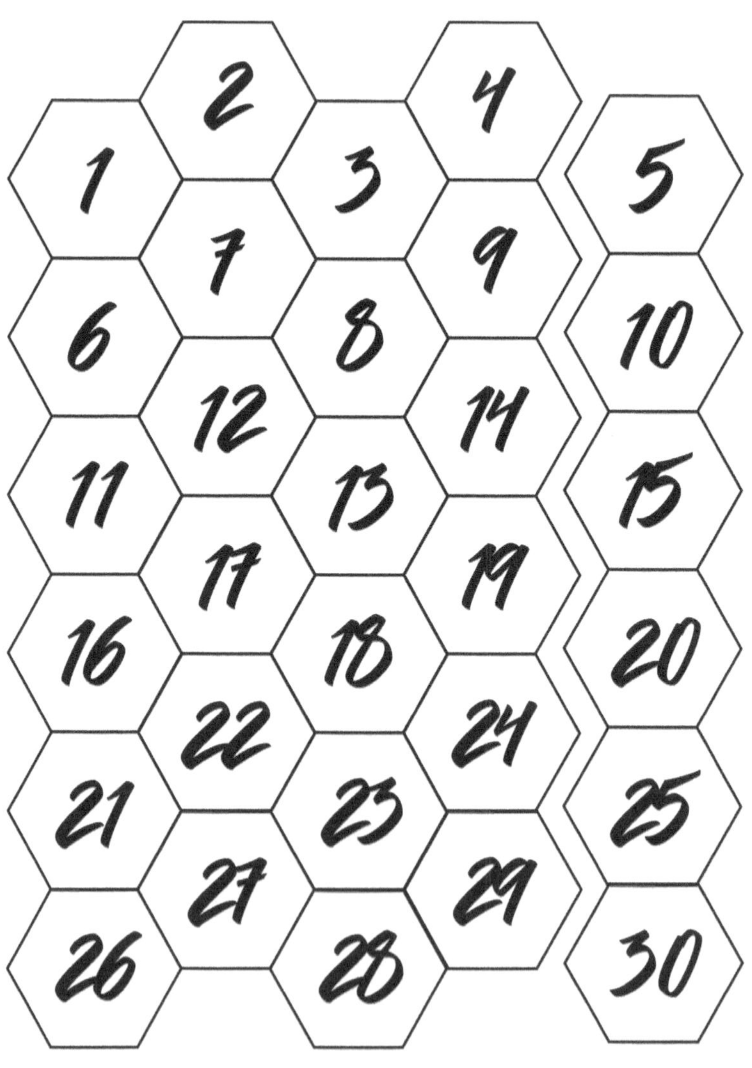

30 day habit Tracker

Habit: ___________________________________

1 2 3 4 5
7 9
6 8 10
12 14
11 13 15
17 19
16 18 20
22 24
21 23 25
27 29
26 28 30

30 day habit Tracker

Habit: _______________________

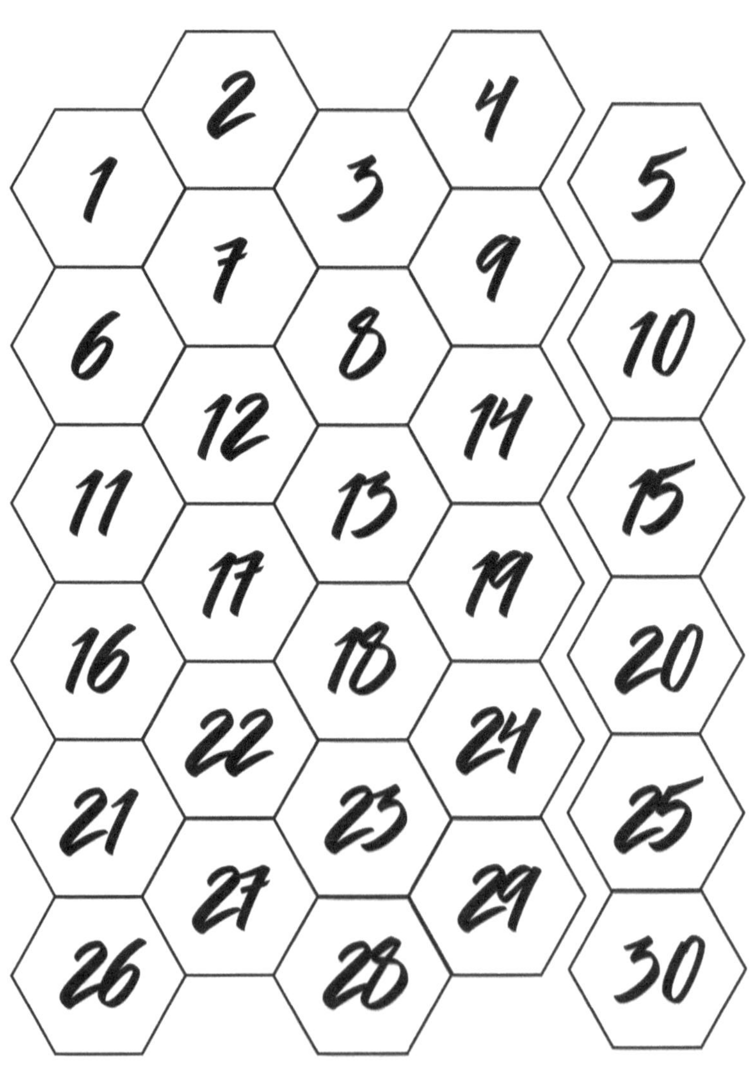

30 day habit tracker

Habit: _______________________________

____

2 4 1 3 5 7 9 6 8 10 12 14 11 13 15 17 19 16 18 20 22 24 21 23 25 27 29 26 28 30

30 day habit tracker

Habit: ______________________

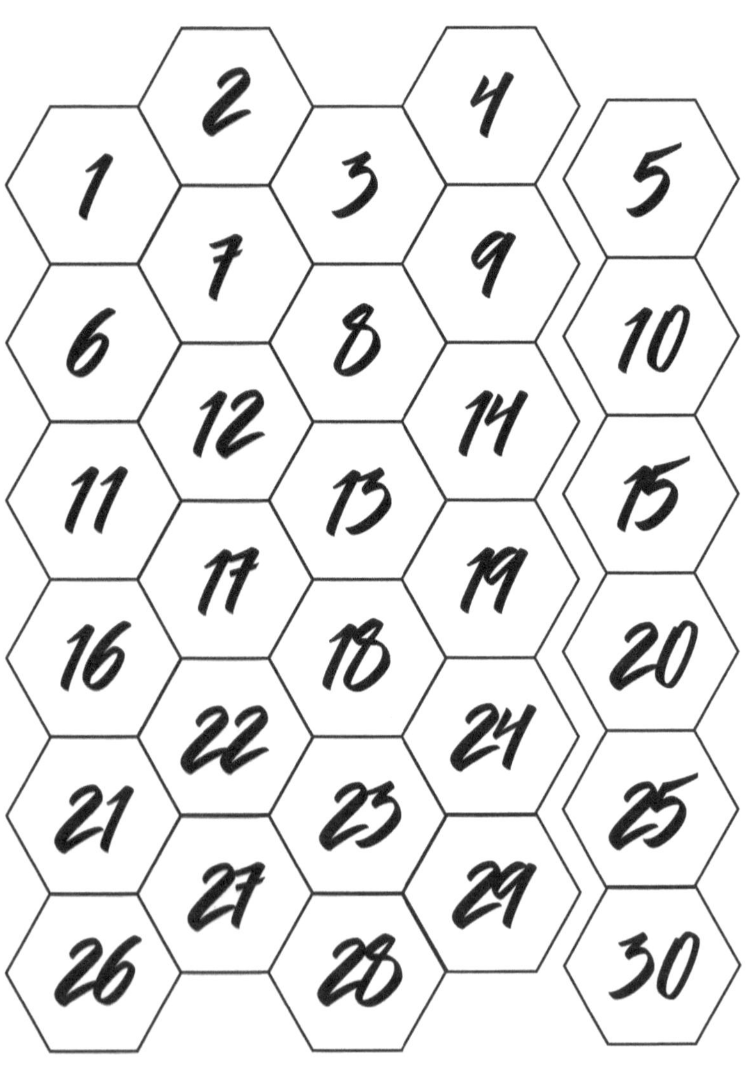

30 day habit tracker

Habit: _______________________

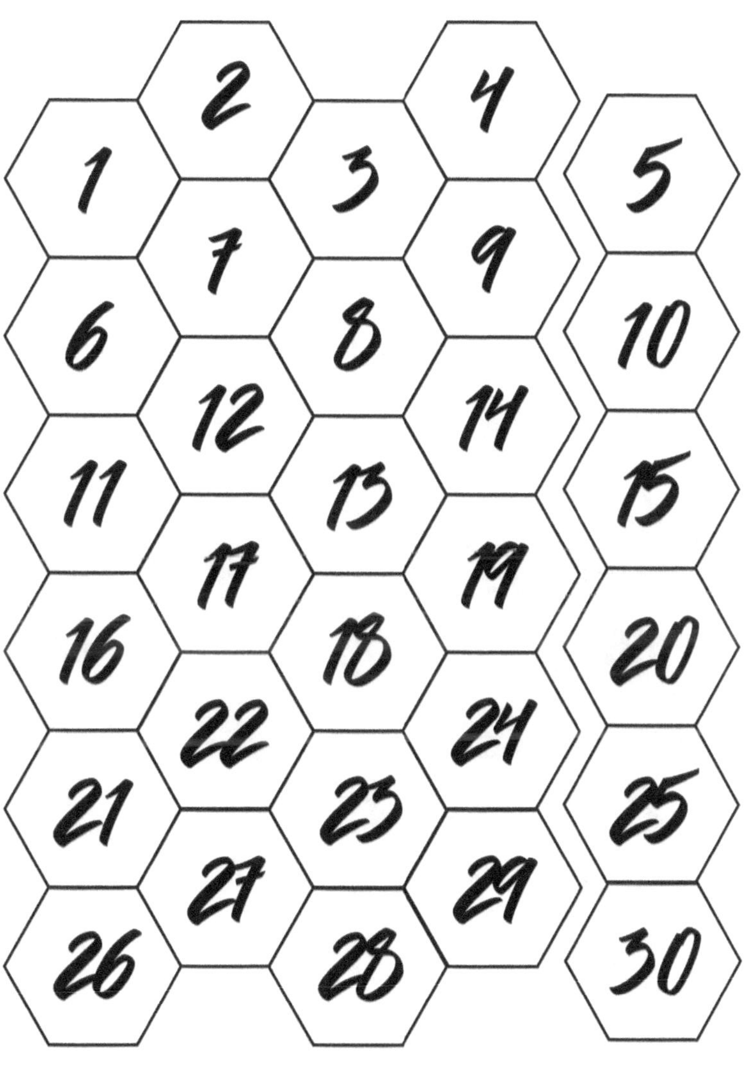

30 day habit Tracker

Habit: _______________________________

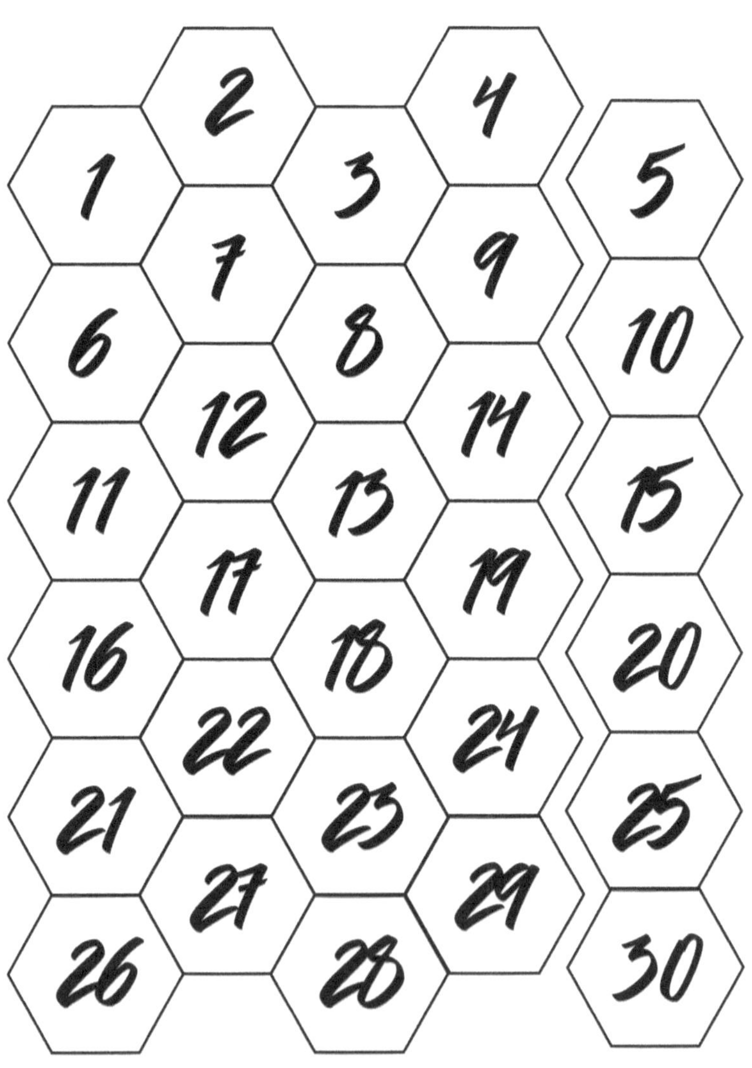

30 day habit tracker

Habit: _______________________________

2 4
1 3 5
7 9
6 8 10
12 14
11 13 15
17 19
16 18 20
22 24
21 23 25
27 29
26 28 30

30 day habit tracker

Habit: _______________________________

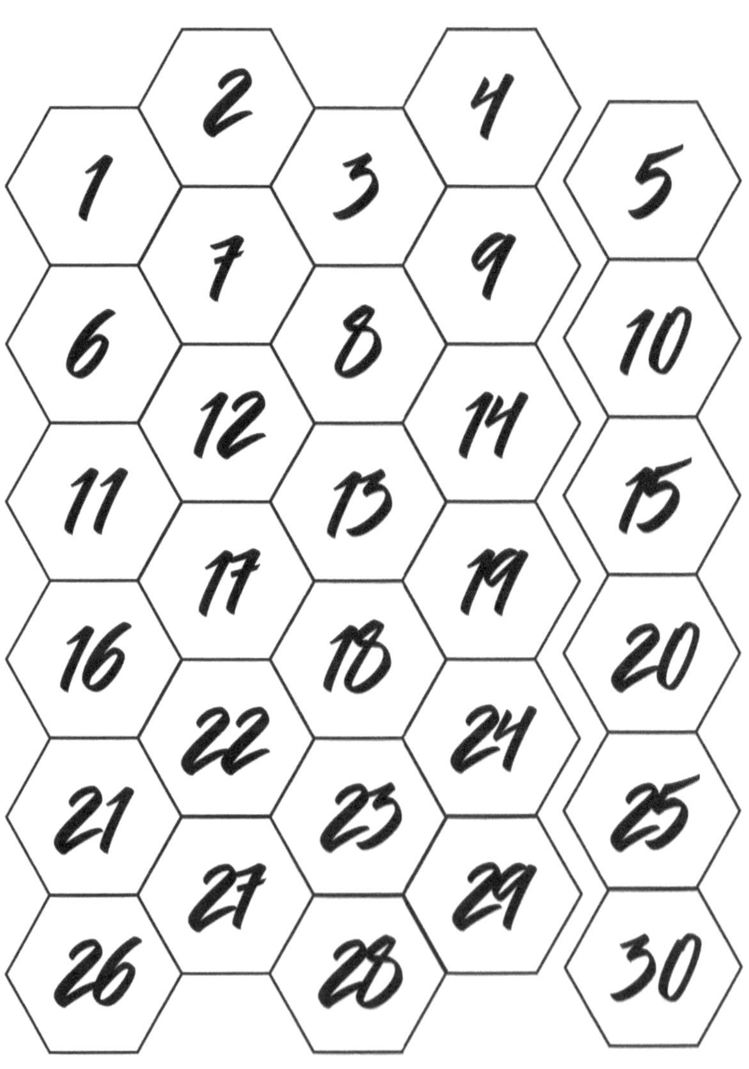

30 day habit tracker

Habit: _______________________________

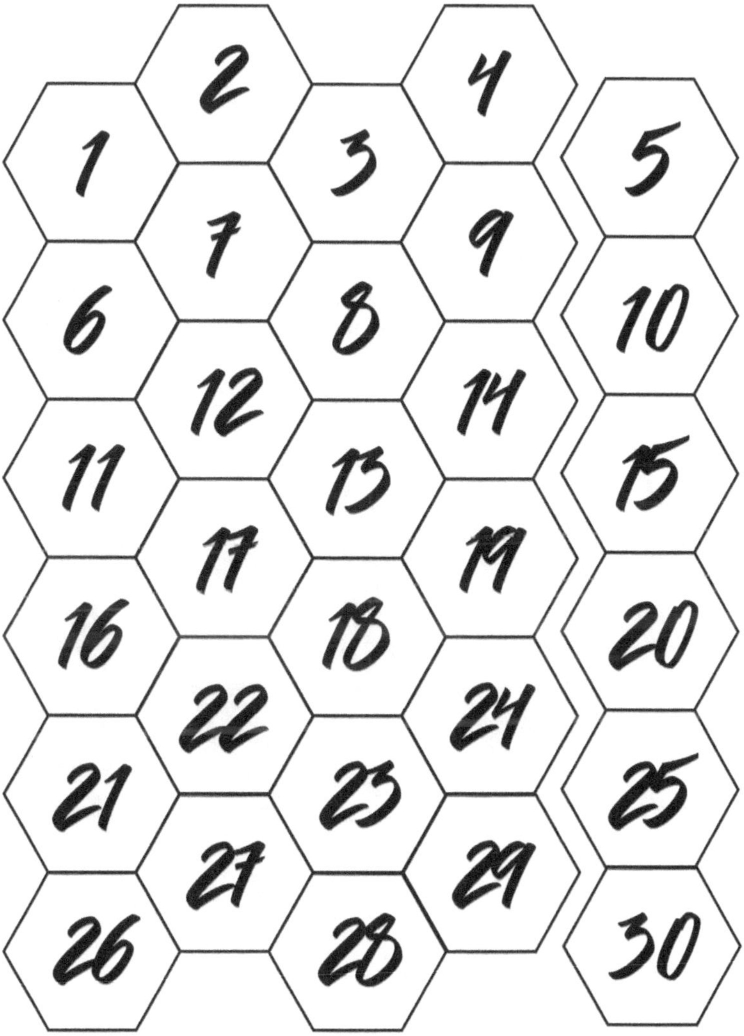

(A honeycomb grid of hexagons numbered 1 through 30.)

30 day habit tracker

Habit: ______________________

1 2 3 4 5 6 7 8 9 10 11 12 13 14 15 16 17 18 19 20 21 22 23 24 25 26 27 28 29 30

30 day habit Tracker

Habit: _______________________________

____

30 day habit tracker

Habit: ___________________

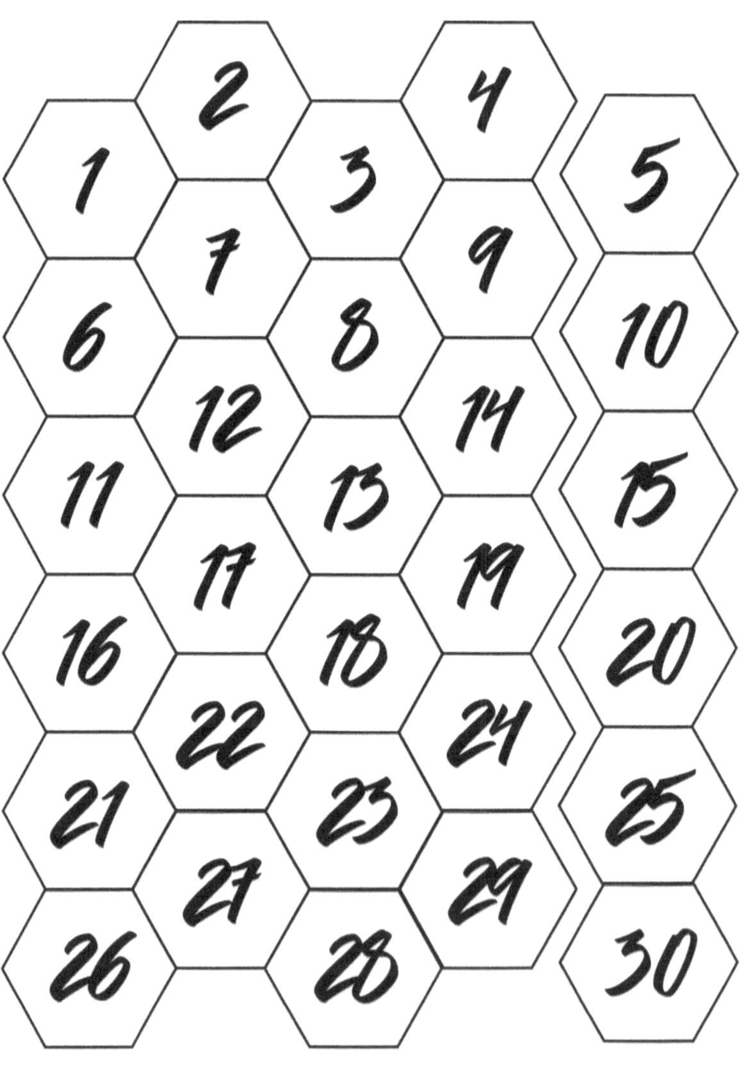

30 day habit tracker

Habit: _______________________________

30 day habit tracker

Habit: _______________________________

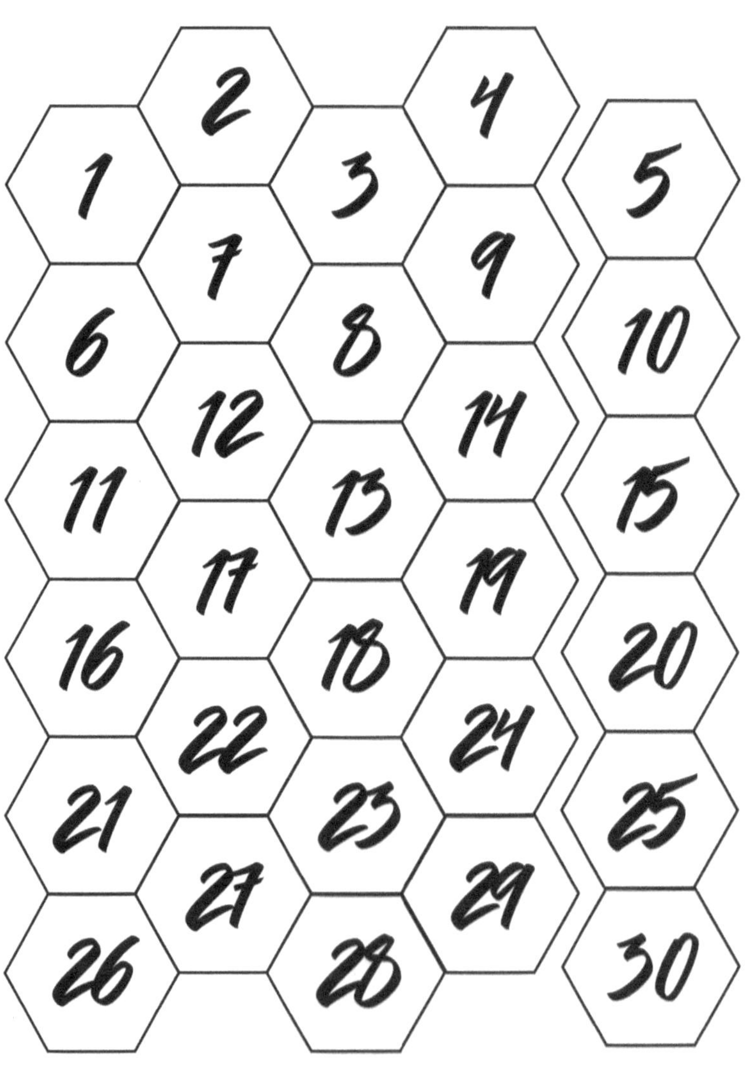